U0364513

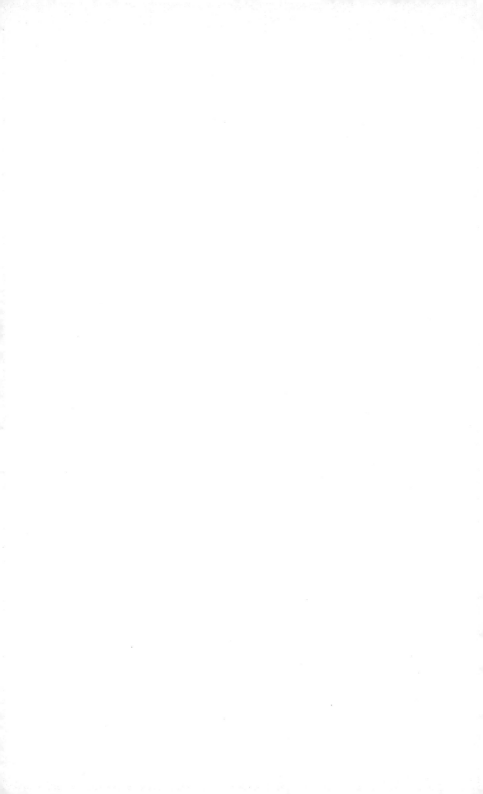

安 宁\著

医生，你该上线了

自媒体运营手册请查收

全国百佳图书出版单位
中国中医药出版社
·北京·

图书在版编目（CIP）数据

医生，你该上线了：自媒体运营手册请查收 / 安宁著 .—北京：
中国中医药出版社，2023.3
ISBN978-7-5132-8000-6

Ⅰ . ①医… Ⅱ . ①安… Ⅲ . ①医学－普及读物 Ⅳ .
① R-49

中国版本图书馆 CIP 数据核字（2022）第 248367 号

中国中医药出版社出版

北京经济技术开发区科创十三街 31 号院二区 8 号楼
邮政编码　100176
传真　010-64405721
天津图文方嘉印刷有限公司印刷
各地新华书店经销

开本 880×1230　1/32　印张 6.75　字数 129 千字
2023 年 3 月第 1 版　2023 年 3 月第 1 次印刷
书号　ISBN 978 - 7 - 5132 - 8000 - 6

定价　68.00 元
网址　www.cptcm.com

服 务 热 线　010-64405510
购 书 热 线　010-89535836
维 权 打 假　010-64405753

微信服务号　**zgzyycbs**
微商城网址　**https://kdt.im/LIdUGr**
官 方 微 博　**http://e.weibo.com/cptcm**
天猫旗舰店网址　**https://zgzyycbs.tmall.com**

如有印装质量问题请与本社出版部联系（010-64405510）

序 一

——在做科普中成长

我是一名从医几十年的医生，也是一名从教几十年的老师。在过去很长的时间里，我们对科普不是很重视，大医生对此有点不屑一顾，小医生不知从何而做。后来大家逐渐开始重视了，做科普的人越来越多，但是效果如何呢？虽然我们看到了一些优秀的科普作品，但也看到了充斥着混乱、肤浅，甚至是误导的所谓的科普。导致这些现象的原因可能是对科普本质的认识不深，比如认为科普不过是对专业知识的一种语释或白话表达。其实，科普是再创造，是在专业与大众之间挖渠建桥，中间用到的材料和构建方式都充满着创造和创新的特点。所以科普不是想做就能做好的，它需要清晰的逻辑、巧妙的表达、内容转换技术和不断练习。从这点出发，本书启发了我们的思路，并为我们提供了丰富的借鉴。

医生与医学媒体人的差别在哪里？可能媒体人对医学科普的理解更深刻。媒体人站在传播的立场上在弥合医生与大众对健康、对疾病理解上的差异，同时也教会了医生如何站在大众的立场上来做科普。比如安宁在这本书里为我们展现的：做科普要完成医生思维向患者思维的转化；做科普要"弱水三千，只取一瓢"；干货为何要"稀释"，如何稀释；做科普要学会"新瓶装旧酒"；科普中的共情能力，等等。还有一点或许对我本人来说是更为受益的，因为我常被"选题内容会不会枯竭"所困扰，当我看到"流行歌有多少'恋爱中的失恋而不得'这个主题，基本涵盖了流行歌曲的半壁江山吧。为什么能有这么多？"再看书中接下来的一段话"太阳底下没有新鲜事，做科普也一样，能引起普遍共鸣的知识是有限的。从观众的角度来看，听一遍记不住，听十遍能有印象，听几十遍可能才慢慢有些理解"，这时如果你再思考一下选题和内容的问题，还担心一个选题做不出几十期甚至上百期吗？

这本书包含了两部分内容，一部分是介绍如何生产出好的科普内容，另一部分是介绍一些平台医学账号的发布和运营规则，医学账号如何建立矩阵，如何塑造个人 IP^① 等内容。看得出安宁希望在一个更加立体的角度去帮助那些有意在公众领域发展自己的医生们。在竞争激烈、信息爆炸的今天，这部分内容或许已经成为一门独立的专业科目，虽然我对这

---

① IP: Intellectual Property，网络流行语，直译为"知识产权"。该词在互联网界已经有所引申，可以理解为所有成名文创，如文学、影视、动漫、游戏等作品的统称，更多的只是代表智力创造的比如发明、文学和艺术作品这些著作的版权。

部分内容不熟悉，但能感觉到书中一些内容和技巧的价值，在此不多议论，还是留给读者品读。

这本书涉及医学科普、健康传播、医学媒体运营、个人IP打造等多个领域的内容，从中看得出作者在这些科目中的融合和擅长。其实我在看这本书之前就了解作者安宁从中国传媒大学毕业后一直致力于医学传播的经历和能力。他做过医学节目主持人、导演、策划，操刀过多档医学栏目，是一个有为的医学媒体人，特别是在中医药的传播方面表现出的极大热情，让我在他的主持和采访中涌现出了更多的灵感，这可能是一种潜在的媒体作用，即让人有感而发。

有鉴于此，故为之序。

中国中医科学院教授、博士生导师　王宏才

2022 年 10 月

序二

——大健康传播的深耕者

我是安宁的大学老师，安宁是我留学回国后，教过的第三届本科班——"04 播本"的学生，每次"新闻理论"大课点名，第一个叫的就是他。名字很熟悉，对他本人却不大熟悉。他毕业多年后，我有一次需要咨询一件事，通过"04 播本"的学生联系到了他，从那之后，联系越来越多。如今，我们已经是生活、业务无所不谈的朋友了。

当安宁邀请我为他的第一本专著写序的时候，我欣然答应。打开文档细读起来，被他温润的文笔、缜密的逻辑、扎实的专业知识深深震撼。我的学生比我这老师厉害多了。所谓"青出于蓝而胜于蓝"，现在体会到了。安宁的优秀恰恰是为提升他人、成人之美的存在。

如果你是一名医生，如果你想在抖音、快手、B站（哔哩哔哩）这样的视频平台开设个人账号，但苦于自己不懂得相关知识，不了解如何给公众做科普，本书就是为你量身打造，帮你解决这类问题的。

作为大健康传播领域十几年的深耕者，安宁在医疗行业公共科普方面经验丰富，他介绍的方法可以帮助你提升科普能力，助你成为一名会讲专业知识的医生博主、达人。

专业人士在做公共科普的时候，一般首先会考虑的是要把最专业的内容讲出来，显然这是站在表达者立场的惯性思维。作为医生，一旦抱着这样的思维从事科普工作，势必走入传播的误区。我本人从事播音专业教学已经二十年了，最近四五年，作为口语表达专业教师，也在一些网络平台上开设了表达课程，从课程设计前期到阅读学员学习心得，我深深意识到向非专业人士讲授专业知识时，最需要的不是如何讲得专业，而是如何把专业知识讲得通俗易懂，让普通人一听就明白，减少理解上的负担。给普通人讲专业知识，要比给专业人士讲难多了，因为专业人士与表达者的专业起点差不多。给非专业的人讲，我们需要花很长时间去寻找那条公众的认知线、理解线。现在，安宁已经摸索出来了，他已经把这条线的位置告诉了我们。

安宁，播音专业出身，多年医学节目的工作积累，使其对医疗领域有着深厚的专业沉淀。当你打开这本书，是否会跟我一样产生这样的感觉：这本书不同于以往图书艰深晦涩的文字表达，读起来好像安宁这个人就站在我们面前娓娓道来。书中没有条条框框的枯燥说理，而是以问题为导向，通过一个个真实生动的故事、事例把积累的经验、有效的方法梳理出来。所谓的理论，其实都是从实践中总结出来的，后来者可以根据这些理论，开启自己的专业之路。

因为多年医学节目工作的需要，安宁对医学知识有一定的了解，在我们心中他俨然是半个"全科医生"了。身为医生的你，想要做公共科普、成为视频达人，找这位懂医学的资深媒体人老师"投医问药"，一定会受益匪浅的。

这就是安宁，让人心生安宁的人，一位从事"大健康传播"的深耕者、探索者。

中国传媒大学播音主持艺术学院　宋晓阳

2022 年 10 月

——让医生成为"网红"，
不是对医生不敬，而是让知识更好地传播

我是医学媒体人，安宁。

着手写这本小册子，有点不知道该如何介绍自己。我做过医学节目主持人，做过医学节目的记者、导演、策划，也给一些医生朋友做过语言教练，帮助医生应对上台当众发言的尴尬。总之，作为一个在医学领域摸爬滚打这么多年的媒体人，合并同类项，就姑且用"医学媒体人"这个词称呼自己吧。

因为常年需要做电视医学节目，每年要采访各种医生和患者，在这个过程中慢慢觉得，自己非常适合做两者沟通的桥梁，既能迅速准确地理解医生的想法，又能体会患者的处境。比如在做科普这件事上，我的日常工作基本上就是先去采访医生，把医生想说的内容用适合电视传播的形式转化成电视节目，所以这么多年来也练就了一个本领，就是把深奥的医学知识转变成老百姓能听得懂的语言表达出来。

于是我想到，把自己这些年来跟医生打交道、做科普节

目的经验总结出来，在个人媒体发达的今天，可以帮助更多的医生朋友更好地做科普，帮助他们成功塑造自己的个人IP、在新媒体各平台中有属于自己的话语权和粉丝生态，同时也对他们的本职工作产生锦上添花或雪中送炭的作用。

这本小册子包括两部分内容：一部分是如何生产出好的科普内容。在这一部分，我会把我这么多年来跟医生打交道做节目的经验倾囊相授，教大家如何在一个好的科普的时代，生产出好的科普作品。比如如何在你从事的领域里找寻观众的兴趣点，如何把生涩的医学知识说得老百姓听得懂，如何做出让人点赞和转发的医学视频内容，如何让观点和"槽点"比翼齐飞，让科学知识有人情味儿，让医学知识不冰冷。我是媒体人，我并不懂医学，但正因为不懂医学，我反而更知道如何沟通医者的思维和患者的思维，让受众更加易于接受，同时还能减少误解和误传。

另一部分是如何运营好医学账号和打造自己的媒体品牌。酒香还怕巷子深，如果好的作品不符合传播机制，也是不会被看到的。如果没有观众，再好的作品又有什么价值呢？我将会从医学媒体运营的角度，为大家介绍各个平台医学账号发布和运营的规则，医学账号如何建立矩阵，如何塑造个人IP，更重要的是如何变现。我深知医生朋友工作很忙，一上午门诊要看几十甚至近百个患者，还要做学术写论文，还要讲课带学生，还能抽出时间做科普已经是严重地"虐待"自己。为了让你们的"自虐"行为有价值，我尽量做到，医学知识你们负责，医学账号的内容运营，看我这本小册子就够了！

医学界是一个高知遍地的领域，比如我常做的多档央视医学节目《大健康观察家》《谁是小郎中》《健康之路》《乡理乡亲》等，来我们节目的专家，硕导不稀罕，博导很普遍，院士、国医大师等一些咱们国家的顶级专家也是时常有之。这些顶级的医生，很多都有自己的微信公众号、抖音等平台的账号。疫情期间也有很多专家接触了直播。很多在业界德高望重、平时一号难求的专家，也开始在新媒体平台中做科普，花大量的时间来写文章、录视频、录音频。我熟悉的一位大教授，平日的音频内容都是手术间隙在休息室录制的，本来一台台手术就已经让人喘不过气了，为了科普他还得挤时间录课程，让人敬佩。如果有更多的患者通过他的公号了解了知识，预防了疾病，既能节约医疗资源，又能持续地学习知识，多好。但是让我们感到痛心的是，有些老师产出的科普内容不符合传播规律，只有寥寥几十次的播放量，浪费了顶尖医生本就极其宝贵的时间，花了时间精心制作，受益者却寥寥无几。

可见，如何打破医生的传统思维，改变用做学术的思维做科普，让更多的人接受和易于传播是非常重要的。

如果你是一位年轻的医生，离晋升副主任或主任医师略显遥远，医学界的大旗还有若干年才能接手，利用业余时间把科普做起来，既是对自己专业知识的一种巩固，更是对业界身份的一种经营。我曾采访过一位甘肃某小城市的年轻医生，他用自己的业余时间来做科普短视频，短短半年时间，经营起两万粉丝。大家不要小看这两万粉丝，你要知道短视频平台推送给用户的一个重要机制，叫作"同城"，也就是说，会把你的视频优先推送给你周围的人。而一个小城市的年轻医生，就这样拥有了两万名患者的基础。他的门诊量要远远高于与他同级别的其他医生，这对他的学术晋升、职业生涯都有非常好的帮助作用。我建议他对这两万名粉丝做精细化分析管理，进行私域流量的导流，哪怕从这两万人里建立起一个500人的导流群，他也就能拥有500人的极高信用评价度。这个世界上有500人因为与你有思想上的认同而聚集在一起，这是可以有大作为的起点。

那就让我们开始吧，希望我的小册子能让忙碌的医生做科普时省时、省力、有效果。

安宁

2022 年 8 月

目录

contents

扫码查看更多科普内容

↘ 第一章

医生做科普，你需要"变身"

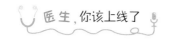

▶ 做科普，要先"降维"

六七年前，台里的一位同事，也是一位知名医学栏目的导演小姐姐突然找我，说："弟弟，有个事儿，有一位院长要评院士了，需要演讲。你不是经常给医生讲怎么讲课，怎么科普嘛，能给院长讲讲吗？"

说实话，有点"受惊"了。

我是经常给医生做一些上节目前的语言辅导，也经常以评委的身份出席一些科普大赛，但对于要评院士的专家来说，他以往演讲的经历应该很多，难道还不会讲？

当时找过来的，就是北京某三级公立医院的院长。

我是抱有着一丝迟疑见到的这位院长。

虽然我经常给医生朋友讲如何做科普，但我何德何能，给要评院士的院长去讲，这类专家之前从未出现在我的培训备选名单里。

普通医生因为忙于学习和日常事务，当众说话有可能会略显紧张，但院长会不擅长演讲？有点不太可信，毕竟当众说话也是领导的日常工作之一。

记得这位院长来到我的小工作室时是晚上六七点钟，几位科室的大夫也一起同行而来。待院长坐下后，我试探性地问了句："您要不要来杯咖啡？"

院长说："好的！"

"我这也有面包。"

"也行！"

院长几口吃完，说："开始吧！"

助手开始拿出了讲稿和 PPT（演示文稿）。

我心里嘀咕：这评院士跟高考也差不多呀，废寝忘食的，晚饭都没时间吃。

院长将准备的演讲从头到尾展示了一遍，我问了第一个问题：

"院长，我特想知道，您都评院士了，台下坐的听您演讲的人是谁？"

院长说台下会有各个学科的顶尖科学家、医生。

"也就是说，您讲的是肝胆，但台下坐的会有各个领域的专家，可能对肝胆领域并不熟悉。"

"是的。"院长回答。

也是，都到评院士了，在专业领域的独树一帜，让这个领域里没有人能自上而下给你评判，周围人能否听得懂你的演讲内容，至关重要。

于是当时我就建议他们团队对演讲稿和 PPT 进行修改。

核心思想是："降维"。

这位院长是国际著名肝胆外科专家和肝脏移植专家、我国

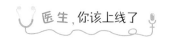

当代肝胆外科的领军人之一，他首次提出的外科新理念，创立了所研究领域的外科范式，促进了当代外科理念和范式的革新。

对这位院长的 PPT，我压缩了关于各种肝胆术式的详细讲解和影像展示内容，扩充了他们团队在西藏、新疆为肝包虫患者做手术的故事内容。经过几次修改，整个演讲缩短了四分之一，内容也亲切亲和了很多，再加上他自己作为亲历者，富有"磁性"声音的讲述，整个演讲由一个纯学术分享，变成了一场有人情味和情怀的讲演。

半年后得到消息，董院长成功当选当年中国工程院院士。

我讲这个故事的目的是想说即使到了评院士这个级别，听众对你所讲的内容也很有可能一无所知，更何况在做科普的你，面对的更多的是对你所从事的领域完全陌生的"小白"，你还有必要"故作高深"吗？

科普就需要用别人听得懂的语言，说对别人有吸引力的知识。

▶ 做科普要完成医生思维向患者思维的转化

面对一棵大树，医生认识的习惯是从树干到树叶，由主要到次要。但观众看的是树叶，观众关注的是细节，观众想知道我身上长的到底是什么？他们需要的是安全感和确定感。

医生朋友们都是学霸，长期的专业思维训练，最习惯的就是用主干思维思考问题。我们在做节目的过程中，经常会因为这点跟初次上节目的专家展开"拉锯战"。

比如说一个专家来讲胃癌，恨不得把胃癌的预防、治疗、术后康复统统讲清楚，可一个节目时间有限，怎么可能完成这么多内容的讲解？于是我们跟他沟通：您给我们讲讲预防吧！好，可一提到胃癌的诱因，又列出了一大堆。我们建议从其中选择一两个，比如从幽门螺杆菌切入讲解，可专家老师觉得不行，认为这样讲不"完整"，只讲一个诱因太过片面。

你看，我们的顶尖专家就是这么"热心"，恨不得在 40 分钟的节目中，把毕生所学都告诉观众。可这怎么可能呢？

而观众的思维是如何的呢？

"大夫，我胃疼，咋回事？"

"大夫，我身上长了个东西，要命吗？"

这就是典型的观众思维，由具体、局部到解决办法，至于与此相关的其他问题，大家并不关心。

其实从传播的角度亦是如此，科普和上课还是有区别的。上课更加体系化，而科普要"弱水三千，只取一瓢"。

这也就提醒我们，在做科普时，要请各位医生摒弃掉大而全的学术思维，从局部入手，找到老百姓最关心、最热衷了解的点，讲得清，讲得明。

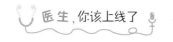

因此，这也是我在开始就想跟大家交流的：做科普，一定要改变从医多年来形成的思维习惯，学会从局部到整体，从"患者"也就是受众出发。这样才能改变科普内容讲得过于专，但却无人问津的现状。

◉ 一本专业书，可以做出多少期科普视频？

"你们天天做科普节目，会不会没得说呀？"

"选题内容会不会枯竭？"

经常会有专家老师这么问我。

我的回答是：重复说，颠来倒去说，变着花样说。

做科普，千万不要怕重复。

你想想，流行歌有多少"恋爱中的失恋而不得"这个主题，基本涵盖了流行歌曲的半壁江山吧。为什么能有这么多这类歌曲？

因为能获得更普遍的共鸣，毕竟人生不如意事十之八九。

在新闻里我们说，太阳底下没有新鲜事，做科普也一样，能引起普遍共鸣的知识是有限的。从观众的角度来看，听一遍记不住，听十遍能有印象，听几十遍可能才慢慢有些理解，你反思一下那些能被大众普遍接受的观点，哪个不是被媒体狂轰滥炸的结果。

从科普者的角度说，做科普要学会"新瓶装旧酒"，不断更新外包装，但内核是完全相同的。抖音上有个医生的账号："@心血管王医生"。王医生主要科普的点就是心梗与急救。你分析他的内容，同质化很严重，但从不同角度给了不同的解读。比如同样是心梗，有的视频讲故事，有的视频讲危害，有的视频讲预防，但内核是一样的。

而如果你看看我们医学节目每年的排播表，你会发现：春季讲过敏，夏季讲防暑，秋冬讲补肾，春节讲吃吃喝喝。乍一看，也似乎是循环在讲，内容的重复性也很高。

这其实就是媒体的属性，而媒体的这个属性是由观众的反馈得来的。在这个信息爆炸的环境里，探索未知自然是应该得到推崇，但人们的注意力更容易被自己熟悉的事物吸引，观众的眼睛也更容易注意到自己曾经看到过的事物。

很多合作过的专家学者会觉得这样重复讲科普会不会裹足不前，一直循环会让观众疲倦然后流失，其实反而这样，对科普者来说是有好处的。

第一，重复内容有益于建立科普者的人设和标签。关于人设，后面我会专门来讲，在这里大家应该明确，人设不是贬义词，好的人设和标签是有益于传播的。比如我给别人介绍那个"心血管王医生"，我就会说：那个老讲猝死的心血管医生。你看，讲急救和猝死的大夫千千万，一说猝死就想到了王医生，这难道不是一种成功和认可吗？

第二，重复的内容能让科普者专注于讲好自己这一领域的

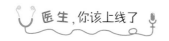

内容。科普者在准备内容时是很辛苦的，需要有大量的时间和精力放在准备素材上，除此之外，把素材变成演讲内容和课程，这一过程又需要大量的时间。而专注在一小块儿领域，能让科普者在多次的讲解中"淬炼"自己的科普作品，纯熟是效果的基础。这部分内容在练习的部分，我会着重讲解。

所以，这时候我们再回顾一下开篇的这个问题：你觉得一本专业领域内的图书，可以做多少期的科普呢？保守地说，做个 100 期没问题，夸张点说，做个三五年也绰绰有余。因为好的科普需要把教科书的"干货"重新"稀释"，然后再用媒体的形式和语言表现出来。我记得当年做中医节目，买过几本中医学生必读的《中医基础理论》，将相关内容做进一步延伸和拓展，来来回回，选题取之不尽用之不竭。像《黄帝内经》这种经典中的经典，基本上一句话甚至一个字，就是一期节目。

比如《黄帝内经》里讲："五谷为养，五果为助，五畜为益，五菜为充。"我记得当年就把这四小句话拆解，每一小句就是一期完整节目，这就是经典的力量。具体我是怎么做的呢？核心思路就是我刚才提到的一个词：稀释。

那么，科普内容如何"稀释"，用什么稀释呢？我们接下来一起来分析。

▶ 干货多不好吗？为何要"稀释"？

当我们评价一个老师讲课时会说这个老师讲的课"干货满满"。这确实是一种夸奖，毕竟听课要有所收获。但当我们做科普时，完全的"干"却不值得推崇。我们说不那么好的科普内容有以下三个特点：干、满、紧。

干：干瘪、干巴，只有枯燥的说理，缺少举例和故事。

满：信息量过大，知识过于深奥，听者应接不暇。

紧：科普者的讲解如连珠炮，知识点连接紧密，缺少节奏的把握。

这样的科普，讲者累，听者更累。你以为干货满满，其实观众会"消化不良"。你以为自己是在掏心掏肺无私奉献，其实对方并不领情还觉得过于咄咄逼人。音乐不能都是高音，人生也不能都是高光。平地惊雷是有层次的高潮，欲拒还迎是为人处世的艺术。讲科普和说书一样，要起承转合，要留白。留白是给观众思考的时间，为理解你的下一个知识点来铺垫。

像"五谷为养，五果为助，五畜为益，五菜为充"这句话，我们就可以用"树靶子"和"打靶子"的办法来"稀释"。

"五谷为养"是说五谷杂粮是我们生命的基础，那这句话在现代社会有什么反例吗？比如很多姑娘在减肥时，最先做的就是不吃米面。这样短时间没什么问题，时间一长，面色㿠白，

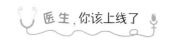

气血亏虚，中医老师在节目中举过女孩子为了减肥长时间不吃米面，最终导致闭经的案例。这就是"树靶子"的过程，也是让受众带入情境的过程，也是"稀释"的过程。这样的过程为核心知识埋下伏笔。

接下来是"打靶子"的过程：那么，为什么不能不吃主食呢？或者说不吃主食的减肥方法为何不可取呢？接下来专家老师从中医的角度给出解读。

然后可以继续"树靶子"：不吃主食不行，那少吃可以吗？

专家老师继续"打靶子"科普：少吃可以，而且有更好的办法，比如加一些豆类。掺杂着一些豆类的米饭就非常适合减肥人士。重庆市之前提出的均衡膳食口号就是："一捆蔬菜一把豆，一个鸡蛋加点肉，五谷杂粮要吃够。"

你看，这样两个回合，在"树靶子"和"打靶子"的过程中，就把"五谷为养"这个《黄帝内经》中看似高深的养生知识给阐述清楚了。

所以这个"稀释"知识的模式其实非常简单：找到你想要科普的知识点，然后在生活中找到你想要讲解的知识点的反面案例，从反例说起。不妨一起来试试。

五果为助：水果是人体健康的帮手

靶子1：减肥女孩发朋友圈：今日减肥，满满一盘水果。她觉得自己没有吃大鱼大肉，问题这减得了肥吗？

打靶子：高糖水果并不能减肥反而增肥。从中医角度看，高糖水果生湿，反而不利于减肥。《黄帝内经》讲五果为"助"，您这是"帮助"吗？这都成主力了，都反客为主了。

五畜为益：肉食对人体有补益作用

靶子1：食肉党的健康危机：玩命吃肉的人健康都出现了哪些问题？

打靶子：《黄帝内经》讲五畜为益，也就是锦上添花的意思。您可好，没有锦，全是花，不均衡饮食的结果就是"四高"全来了。

大家可以用我的这个方法，来试着推演一下"五菜为充"。

其实，这个推演的过程本身就是和观众互动的过程，是你和自己心里的观众交流的过程，而且根据不同的科普演讲或节目时长，你的靶子是可以继续树下去的，这样可以让科普顺利地进行下去。

我们可以把靶子分为平行排列的靶子和层层递进的靶子。

平行排列的靶子就非常适合相互本身没有前后因果联系的

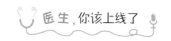

知识，比如以下的几种话题，我们在做节目时候经常会用这种方式：

《头痛背后有隐患》：我们会列举几种引发头痛的原因，并且会分析背后的原因，可能是脑瘤、三叉神经痛、高血压等不应被忽视的原因。在这个过程中，用树靶子和打靶子的方式一一讲解。

《人老眼先知》：我们列举几个常见的眼睛老化的表现，比如飞蚊症、视野缺损、眼干眼涩等表现。找到针对这些表现大家在生活中容易出现的误区，比如眼干眼涩就疯狂点眼药水，然后告诉大家这一做法的误区和背后隐患，平行讲解其他的几个，共同撑起一期科普节目。

而层层递进的靶子适合有一些有前因后果的知识，一般来说必须先知道 A 然后才能更好地理解 B 的知识，更适合这种路径。

之前做过一期节目《牙好才长寿》就是类似的路径：

靶子 1：放出一张慈祥的没牙老太太的图片。大家普遍觉得人老了，牙没了，很正常。

打靶子 1：并不正常，人老了，牙不掉是完全可以的

靶子 2：那几十年的使用，牙如何不坏呢？

打靶子 2：包括刷牙、洗牙、种牙等不同的保护方式。

靶子 3：如果牙坏了，真的会影响寿命吗？

打靶子 3：从各个角度解读牙与人寿命的关系。

靶子 4：那现在如果已经有了缺失的牙齿怎么办？

打靶子：给出一些解决方案。

不同的节目选题适合不同的逻辑推演模式，大家可以根据自己的选题，来进行选择使用。要知道的是，这样的选择其实是根据观众的理解方式来决定的，理解你的受众，而不是以站在学术高点俯视的视角，会让你做出更好的科普。

▶ 如何做出一期 30 分钟的科普节目？

很多专家跟我聊起："让我做个三五分钟的科普视频我都累得要死，你们一期节目要做三五十分钟，一场科普直播讲两个小时，这怎么做呀？"

我说："'稀释'呀！"

其实这个"稀释"不是说要一味兑水，那样节目或者直播不就索然无味了吗？

看似一档节目或一个科普视频，就主持人和专家，或专家一个人就那么随意说，但其实往往不是，看似的"随意"中其实是有特别多的设计，里面也有起承转合。下面我以一个导演的思路，为大家解析一下一档半小时科普节目的思路。

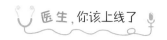

首先，不要想到说 30 分钟就非常恐惧，我们首先会把 30 分钟分成 3 个 10 分钟，这 3 个 10 分钟就表示需要三部分核心点，然后再把每个部分细分为 3 个刺激点，每个刺激点 3 分钟。类似下图：

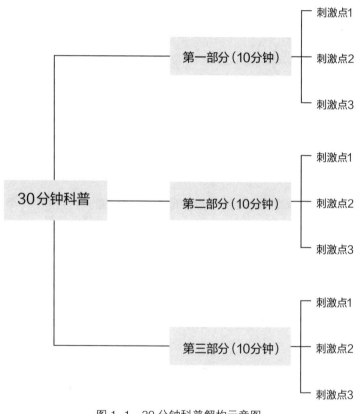

图 1-1 30 分钟科普解构示意图

为何是 10 分钟作为一个中单元，3 分钟作为一个小单元？

　　3 分钟作为一个小单元，可以让观众更好地留存，对于视频这类流媒体，观众可以随时换台或划走，你要不停地给观看者提供小的刺激让他们一直看下去，这个小的刺激可以是新的知识、新的看法、新的理念、新情绪或新情感。总之要强迫自己在设计时，每 2 ～ 3 分钟，有新东西给到观众。

　　一个部分为何是 10 分钟？ 一般来说一段 10 分钟的内容，是比较适合在媒体中讲清楚一个相对完整的问题的。10 分钟，也是一个普通人能处理视频信息的时间跨度。视频科普不同于书籍或文字媒体，大家很方便来回看。多数人看视频时，都是边听边看，脑中还要处理所看所听的信息。这对于一个普通人来说，其实并不容易，而 10 分钟视频承载的知识基本上就是一般人通过"听""看"处理信息的上限。如果继续再深入，要不然觉得一个问题过于冗长很难持续看下去，要不然就缺乏足够的处理能力去处理"大跨度""长时间"的信息。

　　所以，我们要在科普栏目或科普视频中，2 ～ 3 分钟要设计一些小点，可以是新的知识、新的看法、新的理念、新的情绪或情感，总之要有变化。因为在视频创作乃至艺术创作中都有一个准则：

　　变，是不变的法则。

　　需要一直处在动态的变化中。

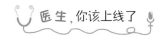

"稀释"的方法可以让观众更好地接受你所要传达的知识。有一句话叫"伤其十指不如断其一指"，把一个问题掰开了揉碎了讲透了，比把每个问题草草讲一遍就过去，观众什么都没有记住要好得多。千万不要再以"干货多"为标准来讲科普，一厢情愿地捞干的讲，观众都听不进去，人走光了，你的好知识还能传播给谁呢？

▶ 共情能力

如果要问，好医生与好的科普者之间差的最重要的是什么？我的答案是：共情能力。

为何是共情能力？

多年前我们做一期节目，医学嘉宾是北京协和医院营养科的于康教授。于康老师这一期的主题就是谈海参的营养价值。于康老师的主要观点就是海参虽然非常名贵，但是从营养成分的角度来说，它并不会比鸡蛋营养价值高多少，所以倡导大家理性消费，不要盲目追求高价食品。

这个观点在营养学的体系里是没有问题的，这个时候主持人就问了另外一个略有刁难，但也是人之常情的问题："于老师，那如果别人送给你一箱鸡蛋和一箱海参，你更愿意收哪个呢？"

这个时候如果你硬说自己收海鲜和鸡蛋是一样的，两个都很开心，就会显得不近人情，甚至有点假，但是于康老师的回答是怎样的呢?

于老师大意说:我们有一句话叫作"物以稀为贵",如果这个产品对你很稀有,那么你就会觉得很珍贵,比如说给内蒙古人送一只羊腿就不如给他送一盒海鲜让他觉得金贵,但是你给沿海地区的人拿一盒海鲜过去,人家可能宁愿收一个羊腿。另外我可能从小没有怎么吃过海参,但是当我看到一筐鸡蛋的时候,我就能想到小时候照顾我,为给我留个鸡蛋而舍不得吃的奶奶,这个时候在我心目中这个鸡蛋就比这盒海参更加珍贵。

当时在录节目的现场,我真是为他的回答在心中拍手叫绝,我觉得这就是顶尖医生特别棒的一个表达。你看无论于康老师是回答愿意要海参还是愿意要鸡蛋,这样的选择都会显得两难。在这个过程当中,如果还以营养学知识很理性地回答这个问题就会显得很"冷",但是于老师很巧妙地把冰冷的知识变成了有人情味的知识。在这个过程当中他不再去提鸡蛋和海参营养价值的数值对比,而是哪一个食物在我过去的记忆和经验里更加重要。

有一个词叫作"敝帚自珍",一个简陋的扫帚,我为什么会珍藏它呢?那是因为它在我的生命中很重要,而于老师恰恰用有人情味的回答巧妙地化解了两难的境地。所以我们在这里想提示各位科学家和医生朋友,当我们在进行科学训练时,在诊治患者的过程中,会尽量让我们的理性和理智变成第一位,但我们要注意在做科普的过程中,最不能丢掉的是自己作为人的

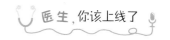

味道，而这就是我所说的共情能力。

在治疗患者的过程当中，我们需要理性地去判断选择一种治疗手段的利弊，帮助患者两害相权取其轻。但如果在这个过程中忽视掉了自己作为一个人的底色，那么在选择的时候就变成了一种机械的功利主义逻辑，成了不讲人情的选择机器。在科普的过程中，你讲出来的知识也仅仅是冷冰冰的知识，没有人味儿的知识，别人也不会欣赏，也不会愿意听和传播。

让专家老师在讲科普的过程中拥有共情的能力，不是说要失去知识的理性、真实性和完整性，而是说在这个过程中可以适当加入一些感性的东西，把自己还原到一个人、一个患者的视角去体会这件事情在患者身上发生之后的感受。

我有一次采访著名的心血管专家胡大一教授，他跟我说了一个像段子一样的故事。他说，他有一位学生，多年前给患者做心脏支架手术，放完支架后这个患者每年都会来找这位学生，说感觉这个支架在血管里动，并且还有"咣咣咣"的声音。每次这个学生就不耐烦地把这个患者想着理由打发走，觉得这个患者是无理取闹。好多年之后，他的这位学生自己也到了中老年，心脏也出现了相关的问题，于是他自己也被放了一个支架。术后，他突然有一天也感受到了当年的那个患者的感觉，也是感觉自己的支架在动，而且有"咣咣咣"的声音。所以他这个时候就一下醒悟过来，觉得当年那个患者真不是没事找事。每个人都不是一个机器，并不是修好了零部件就可以继续出厂使用。患者是人，每个人的感受是千差万别的，物理或肉体层面只能决定一部分的问题，而人的感受、感情是非常多元和多变的。所以这位医生在之后的诊治和讲解科普的过程当中就非常地人性化，很愿意从患者的角度出发，哪怕患者提出的是一个很感性、很个性化甚至很浅薄的问题，他也会去想想为什么患者会有这样的问题，从而给出从对方着想的选择。

共情能力往大了说，是对人、对患者的尊重，往小了说，其实也就是为对方着想的一种思路。因为患者从来没有经历过这个事情，所以会非常地恐惧、慌张。你作为一个医生、科研人员、科学家，患者的第一次是你遇到的第 N 次，所以你已经见怪不怪了。但是每一位患者碰到你所熟悉的疾病，对他来说都像天开了一道口子一样严重。他这个时候的所有表现，其实都可以去理解。我们当然希望患者在这个过程当中能够理性地、客观地陈述自己的病情，但是人就是这么地多元化。他总会表现出各种各样的症状，就像有的人对于疼痛非常地敏感，而有的人对于疼痛非常地迟钝，你能说对疼痛敏感或者迟钝就是好或者不好吗？往往不能。对于过于敏感的人，可能会失去一些多元治疗的手段，而不敏感的人呢，很有可能会贻误了看病的时机。那这个时候我们就需要根据具体的人来进行考量，等他出现这样的问题的时候，我们要从他的视角来出发，帮助他更好地解决问题。

当我们有了这种心态，在做科普的过程中，我们就可以把患者的一些看似"小儿科"的问题，变成我们的选题来源。我当年在做一档关于猝死的节目的时候，因为当时也就20岁出头，对"猝死""过劳死"这些词，并没有特别深切的感受，那个年纪也不太会有健康方面的焦虑。所以在节目里就问了专家一个有点傻，但是却能代表一部分人想法的问题。我问专家：猝死是不是就是一下就死了？那这种死是不是没有痛苦？

我现在想起来当年问的这个问题，不只是有点儿傻，而且有点儿没人味儿，一看就是毛头小子，对生命没有敬畏。如果现在让我去问这个问题，我一定不会这么去问。但是我记得是北京朝阳医院呼吸中心的老师给我的回答却让我的这样一个特别傻、特别愣、特别二的问题变得有价值了。他说："是的，对于一些人来说，猝死确实是一下子就过去了，没有什么痛苦。但是对于有些人来说，猝死的过程就像被憋在水里，那种窒息感是非常难受的，而这种难受的感觉一般会持续几十分钟，甚至两个小时才会死去。同时你再想想，就算你的猝死是一下子就过去的，对你来说没有痛苦，但是你的家人没有痛苦吗？你的家人会长久地生活在你离开之后的悲痛当中，所以你是不是更应该保重自己的健康和身体呀？"

当时听完老师的回答我是浑身冷汗外加一身的鸡皮疙瘩，我觉得这就是一个有人味儿的医生。在这个采访中，我的问题是站在第三者的角度，有点儿戏谑地提出了问题：一个人的猝死可能是没有痛苦的，因为他很快就死了。甚至有一点不理解和嘲讽的态度在里面，体现出了一个年轻人的无知。但是老师作为一个急救专家，见惯了生死离别和妻离子散，他的回答就是站在高处给我的当头棒喝。这位老师能在挽救过这么多与死神擦肩而过的生命之后，还对生命有如此大的同理心和同情心，让人动容。

⏵ 同理心会让科普不理性吗？

科普中，让一位专家学者变得有同理心，不是要让他失去理性，而是要调配这个比例。就像我们说，川菜也不能一味地辣，我们要在这个过程中找到一种平衡，同时要符合你自己说话的态度。

我在这里推荐大家关注一位医生的新媒体账号，叫作"@心血管王医生"。他之所以有现在这么大的粉丝量，有一个重要的原因就是他在做科普的时候会让观众有一种掏心掏肺去跟你讲的感觉。他平时的工作中就会有着很多需要被急救的患者，在科普的过程中，他每次都把自己看到的、听到的和经过自己救治的患者的故事，给大家分享出来。你可以搜一下他的视频，从他说的第一句话甚至第一个字开始，你就会感觉这个医生是有情绪、有情感的，他是在用自己的情感跟大家沟通，而不是讲一个个冷冰冰的知识。

他有一条的内容是这样开头的："唉，就在同一天，都是90

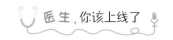

后,一位 32 岁发生心肌梗死,另一位 33 岁发生主动脉夹层。"他的语气是惋惜的,是悲伤的,后面才开始讲主动脉夹层和心梗的一些知识。而如果上来就给大家科普什么是主动脉夹层,大家早都被吓跑了。

大家可以看看"@ 心血管王医生"的其他视频就会有更加深刻的感受,他的很多视频不会直接跟你讲知识,而是先通过自己的感受、自己的故事、自己的看法把你带到当时的那个情境当中,让大家能够感受到这件事情发生的环境,以及我们为什么要了解这个知识的理由。

这种情绪的东西,很多专家会有一些不屑,觉得这样讲会和自己的身份不相符合,"我既然来了电视台我就应该讲知识""我老带着情绪去讲,感觉自己变成了一个演员,讲得不够客观"。但是传媒的传播规律决定了人们更想了解和自己有关的知识,而一个专家的同理心可以让他在讲知识的过程中更好地融入患者的视角,从患者的视角中发现选题。

如何运用同理心找选题?

既然同理心在医学科普中如此重要,那么如何运用同理心来寻找选题呢?其实就是需要你分析观众为什么这么想,为什么有这个看法,为什么有这个你看似有点幼稚,甚至有点无理取闹的问题，他提出这样的问题的原因是什么。把这些问题展开讲，其实就是你做科普时候很好的选题。千万不要"自以为是"地认为我讲科普的时候必须讲一些"高大上"的知识、让同行信服的知识。在传播领域有一句名言讲得很好，说："专业是流量的敌人。"由于你讲的知识过于专业，很有可能观众是不喜欢听的，在讲传播的第二章我会更详细地讲这个问题。

如何找选题？我之前采访北京同仁医院眼科的一位专家，他的专长是近视的防控，如果按照一般的思路，我们会围绕近视讲，比如：近视为什么会发生？小孩子为什么容易近视？人成年之后近视的度数为什么就不涨了？通过这些问题来设置本期节目的结构框架。这样的节目做出来之后就会变成了"是什么""为什么""怎么办"这类非常常规的节目。在这期节目开始的时候我提了一个很"幼稚"，但是很多人并不都知道的问题，这也是我在准备节目时专门准备的，我说："主任，读书、看电脑和看电视哪一个更容易近视？"大家扫描下方二维码也可以搜索公众号或视频号"大健康观察家"，观看《近视是人的进化吗？》这期节目。

我当时提出这个问题的出发点，其实就是来源于很多家长的看法。好多家长会觉得孩子看手机、看电脑对眼睛是有害的，但是对于读书却从不觉得对眼睛有害，只关注看书的学习价值。于是，孩子看电脑就大加阻拦，而孩子去看书，家长却特

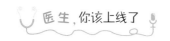

别欣慰。我的这个问题问出来之后，专家给我的解答也很巧妙："近视、近视，看得越近越容易近视，那你说的这三个哪个更近呢？看电脑、看电视和看书相比，看书是最近的，所以看书反而更容易近视。"

这个问题很好地普及了一个基础的知识，为本期节目做了一个基础性的铺垫，那就是：近视是由视近引起的。接下来我们就沿着这个思路进行了很多的分析和讨论。

在上面这个节目中我还提出了另外一个问题：好多家长觉得更容易近视的孩子身体不好，小朋友容易发生近视说明了什么呢？我当时提出这个问题，其实也是来源于我们自身的一种感受，那就是有些家长认为，近视的孩子自身是有问题的，近视说明他的身体本来不好，所以才容易得近视。但是在节目中主任却告诉我们，近视其实是对环境的一种适应，以前我们以打猎为生，需要看几十米以外的事情，而现在我们以读书、研究、写字、看电脑为主，我们就需要看几十厘米的地方，所以孩子容易近视有可能是更容易适应环境的表现。

你看在本期节目当中两个很核心的问题：第一，三种用眼方式，哪种更容易近视；第二，孩子近视是不是代表他的身体本身有问题。这两个问题分别为本期节目立下了两个柱子，决定了本期节目的走向。

单纯从这两个问题看，其实是很幼稚的，甚至是有一些小儿科，它并没有体现出专家在近视防控领域里高精尖的研究和技术。但是我当时之所以这么问，正是因为我们对生活中人的感知和思考是抱有兴趣的，我们希望了解也愿意从大家的生活出发去找寻问题点和知识点，而不是一味地讲高端的科学知识。

⊙ 共情能力是可以练习的

作为社会性动物，人类天然地就拥有一种能够感受他人内心体验或感知他人情感的能力。当我们看到别人哭泣的时候，我们会知道他很悲伤。当我们看到别人开怀大笑的时候，我们会知道他很快乐。甚至我们还会被对方的内心体验和情感所感染。这种能力我们就称之为共情，也称为同理心。

共情可以帮助我们在现实生活中共享他人感受，预测他人行为。所以无论是在两性交往中，或是在人际交往中，共情都是一种非常重要的、不可或缺的能力。但是，这种与生俱来的能力跟我们的其他能力，比如思考、运动、表达等能力一样，都是有个体差异的。就像一种性格，比如内向或者外向，并没有必然的好坏之分，但会有适合与不太适合的差别。共情能力也是一样，我们在做科普时，优秀的共情能力，或者说稍强的共情能力确实是有帮助的。

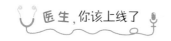

共情不仅仅是心理活动，它还是一个生理的过程

很多时候我们说别人无法感受我们的行为，其实不是。当你打哈欠的时候，你身边的人可能会被感染也打哈欠，当我们看见笑脸的时候，也会不由自主地展现笑容。人体神经系统中有一群被称为"镜像神经元"的细胞，可以让我们体验到别人的情感。

研究表明当人们观察到的场景与自身的过往经历越相似，镜像神经元就越活跃，所以当一个人不愿意出去社交的时候，人体的镜像神经元就会衰弱，甚至遭到损坏，所以共情不仅仅是一个心理活动，还是一个生理的过程。

对于医生和科学家群体来说，长久的科学技能训练是会降低一些自己的同理心。如果做一个动物实验都会深陷于每一只小鼠离世的悲伤中不能自拔，似乎也不太好；而在未来的工作中，天天跟生命打交道，必然会对很多别人大喜大悲的问题司空见惯，所以医生在很多普通人眼里会显得有些冷静甚至冷酷，因为"你的日常工作是大家的百年一遇"。所以我们在采访中经常问一些老专家："有没有让您一辈子都能从一个曾经经历的事情中特别感动的患者或瞬间？"一般大家都会回想起年轻时刚当医生时候的某个场景，初次总是印象深刻。

可见，共情能力并不是不能改变的，科学素养和医学技术的训练让我们需要提高一些自己共情能力的阈值，不能一碰到一点事情就感动地稀里哗啦，导致正常的工作都无法持续下去。但在做科普时我们需要降低一些自己的共情能力阈值，需要"高敏"一些。

如何提高共情能力呢？

社会学里有一种观点认为，人们现在所做的决策并非是此时的独立的选择，而是以前长久的生活环境、受教育的背景，以及经历的事和人所共同决定的。就像那句很文艺的话所说的："你的生命里储存着你读过的书、看过的风景和爱过的人。"所以当我们看到一个人现在的行为时，你就能理解他现在之所以表现出这样的行为，是因为他以前所经历过的事情让他有现在的表现，那你就能更好地理解他现在的行为。

比如说，一位患者在门诊中很焦虑自己的手术到底要不要做。你作为医生又不能拍着胸脯给他保证手术是万无一失的，但是你很清楚，这个手术就是一个常规手术，可以让他不用担心。但是这位患者就非常地焦虑，一再希望你能说出"这个手术可以百分百成功"，类似这样确定的答复。

我相信，如果在门诊中，很多医生朋友遇到这样的患者多少都会有点情绪，一来耽误时间，二来还要费劲做患者教育，在病情本身不需要耽误这么长时间的诊疗过程中，耽误了后续患者的就诊时间，总会有些让人不悦。但这个时候你要想到可能他表现出这样的行为是有原因的。她在过去的家庭环境中，

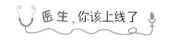

可能是一位单亲妈妈，她担心自己的手术，哪怕有一点闪失自己年幼的孩子便没有人抚养了；他也可能是一个膝下无子的中年丁克，担心自己生命若有问题，自己年迈的父母便没人赡养了。每个人都有自己的背景和自己的故事。他现在的所作所为一定会有这样做的原因，所以有的时候我们需要学会俯下身子倾听，在自己强势的场域当中，倾听对方之所以这么做的理由会让我们的沟通更加地顺畅。

回到做科普中，当我们抱有这样一颗同理心的时候，就能从很多患者或者小白的看似幼稚的问题当中找到很多的选题来源。你可以做这样一个练习：在抱有这个同情心和同理心的前提下，你想想在你的脑海当中有哪些问题是你平常看起来觉得非常幼稚，甚至有点不属于回答的问题，把这些问题拿出来分析一下背后提问者的心态往往有很好的收获。

共情还能让你获得更好的表达

当然优秀的共情能力不仅仅是帮大家找选题这么简单，更大的价值在于通过共情，你可以找到很好地跟观众去交流的一种方式，因为在共情的训练中我们会给大家讲到一个模式：

良好的共情模式：情绪的确认 + 理解 + 不足之处 + 建议 + 询问（尊重）

我举个例子，比如有的人说："我很不喜欢和我的家人进行沟通，因为每次沟通都是吵架。"这个时候你如果说"那你多试几次不就行了"，或者说"下次多听听你家人是什么样的想法"，或者说"为什么你们会吵架"。这三个回答都不是一个拥有好的共情能力的人的话语样态。因为这个时候最重要的被沟通者，没有感受得到尊重和情绪的确认。

所以在刚才的公式当中，首先第一点"情绪的确认"应该怎么去讲呢？应该说："从你的话里，我感觉到好像你非常地悲伤和沮丧，其实你是希望跟你的家人相处得更好的，也许你可以试一试，先听听他们这么做的理由，然后再向他们表达自己的感受，你觉得呢？"

你看在这一段话中，我就运用了刚才讲到的高共情能力的思考和话语样态，在这段话中最核心的就是情绪的确认。因为在沟通的过程中，其实传递信息或者争辩是非并不是最重要的，最重要的是让对方感觉到和他对话的这个人是理解他的，是跟他有沟通的前提和基础的，所以你首先要肯定他的情绪，然后再表示理解，在这之后再给出不足之处和建议的时候对方就更容易接受了。

比如在医学科普的过程当中很多骨科医生都跟我反映说，很多患者都有一个问题，觉得自己膝盖不好了就不运动了，结果越不运动膝盖越差。于是很多人在做科普的时候就会直截了当地说你越是膝盖不好越应该运动运动，反而能让你的膝盖好起来。这样的科普即使列举了一大堆的数据模型和案例，都会让人觉得不太容易接受，那么应该怎么说呢？

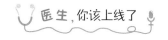

类似这种从专家的角度看似非常小儿科的问题，为什么会有普通人一直问？因为观众真的很困扰，当我膝盖疼的时候我是应该强忍着去运动还是应该静养？这确实是一个两难的问题，所以当你再次为大家科普这样的问题的时候，首先要去肯定对方的情感："我知道你现在确实膝盖很疼，这个时候如果再让你去强制运动，那是不对的，也是不符合人情的，但是你要知道，膝盖在康复过程中完全不用其实是对它最大的伤害。"接下来再去讲关于膝盖的科普知识就更容易让人接受了。

◉ 医生也要有"人设"

人设这个词近些年来经常在各种娱乐八卦或者媒体当中出现，经常有人说"这个明星人设崩塌了"，是说他做了一些让他的粉丝很难接受，或者违反了社会公序良俗的事情，让"粉"变成了"黑粉"。另外，当大家一提到人设这个词的时候，总有一种设计的感觉，就好像这个人的整体形态，或者在媒体上的身份是被包装出来的感觉，认为这是一个贬义词汇，让观众感觉到好像不真诚、不真实，仅仅是把某个侧面表现了出来。但是其实人设不是一个贬义词，医生其实也是需要有人设的。

著名社会学家戈夫曼就提出过"人生是一场表演，社会是一个舞台"。这个假设是说每个人都不停地在世界的这个舞台当中上场和下场来完成自己的演出，而我们从小到老的这个过程，其实你会发现也是在进行某一种角色的演出，同时再配有标签的这个过程。比如说我们的医生或者科研工作者在工作过程中，其实也是接受一种标签和人设的过程，我们要兢兢业业地工作，我们要对科研科学严谨地负责等，这都是在完成自己对一个职业的设定的过程。

所以，我们说人设不是贬义词，人设是人的品牌，是人的社会属性。我们在这个社会中走过，只有短短几十年时间，最后大家记住我们的其实就是我们的一个侧影、一个瞬间乃至一个标签。如果当我们人生走完之后能留下这样一个标签，那已经说明你是非常成功的了。

在媒体传播的过程中，每一个人、每一个账号、每期节目都需要对这位专家和老师进行人设的预设。

我们在第一次见到某一位专家要给他做节目的时候，最先考量的往往不是这个专家的知识，而是这个专家的形象、说话的语气、整个人的仪态，以及他表现出的是更亲切、更严肃、更俏皮、更幽默，还是更冷峻这样的个人标签，因为我们知道情感比知识更容易传播。

比如说，很多人想起医生这个角色都会认为这是一个冷峻的、冷酷的、严肃的、理性的这样的一群人，但是所有的专家都是这样的吗？并不是。所以我们在为医生朋友打造自己IP的时候，或者是在做节目的时候，我们都会考虑专家的身份。同样是讲营养，北京协和医院的两位非常火的老师于康教授和陈

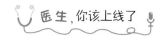

伟教授就完全不同。记得以前我们在给于康老师做节目的时候就更愿意表现出他有意思的一面。因为营养学的知识更新很快，当时我们做一个系列的节目，就把于康老师五年前在节目当中的观点拿出来，在现场让现在的于康老师进行评判。在这个过程中于康老师很戏谑地调侃了自己这五年来看法的改变，但核心其实是营养学知识的更新和自己的进步。你看，在这个过程中就让于康老师既展示了自己的专业性，又让大家觉得这是一个"玩得起"的专家，因为并不是所有的专家都可以接受对自己过往的否定。

而陈伟教授在做节目的过程中，我们更愿意突出他严谨科学的一面，同时让他在节目中表现得更加亲和、为观众着想。他在节目中说了很多温暖的话，让大家觉得这个大夫能很平易近人地跟我们进行交流，设身处地地为我们着想，这个感受是非常好的，而且过程当中也营造出了他接地气的大专家的身份。

之前跟我们合作过的另一位让我印象很深刻的营养学老师是中国农业大学的范志宏教授。在节目中我们更愿意把范志宏老师打造成一种"生活家"的身份和人设，她作为一个女性，她讲的营养学的观点必须要实用，而且在生活中能被大家实践出来。所以，在她的节目当中，我们经常会安排一些让范志宏老师自己亲手做饭的环节，这样就让她在节目中给大家讲的很多营养学的知识变得很实用、很接地气，让大家觉得："哦，原来你不是一个只讲空洞理论的专家，你的理论是可以用的。"

所以大家发现了吗，人设不是一个空洞的概念，也不是一个凭空设定出来的，它是根据你这个人和你想讲的内容综合考量设计出来的。

如果这个人设与你相差十万八千里，那么在之后的媒体宣传过程中，你会很难受，无法持之以恒地继续下去。比如你就是一个很幽默的人，我天天让你在媒体中表现出严肃认真的一面，你自己会很难受，长期下来观众也会看出来。如果你本身就是一个很严肃的人，我天天让你在镜头前装幽默，观众也会觉得非常尴尬。

所以，医生朋友们在设计自己的人设的时候，需要兼顾情感性和专业性。可以先从你生活中的状态里找寻。

在生活中，你的朋友和你周围的人如何评价你？认为你是一个温暖的人，还是一个很犀利、爱点评别人的人，还是一个看到很多事会路见不平一声吼的很有正义感的人。这些都是情感"象限"的，我们可以先把这些评论罗列出来，然后评估一下对应的标签给到你身上之后能否让你很舒适地扮演下去。这是从情感性的层面而言。

在专业性的层面，大家肯定是来讲科普、讲科学、讲知识的，那么你更善于讲哪类的知识呢？是更加实用的、具体实操类的知识，还是讲纠偏性的知识，比如辟谣，还是讲更有鼓动性和引导性的知识，比如先进的技术和行业观点？

当把这两个层面的事情想清楚之后你就更容易找到自己的

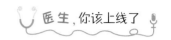

定位，比如说你是一个对患者非常的温和的大夫，你本身是想跟大家讲一些实用性的医学科普内容的，那么这个时候，你从语言的样态、拍摄视频的角度、整个视频所呈现的色彩，甚至搭配的音乐就可以向更温暖、更抒情、更个人化这个方向去调整，视频就有了人设。

如果生活中你就是一个路见不平一声吼的大夫，对身边发生的很多事情愿意评头论足几句，那这个时候你讲的内容就可以更偏向于辟谣或者纠偏，纠正大家在生活中的种种误区和不良的行为，这和你的身份就是相符合的。相应地你的视频就可以呈现出音乐相对快节奏、画面的剪辑也相对快节奏、说话时候内容的观点性也更强，这样你的视频也就有了人设。

那么可能有的医生朋友会问：我平常就是一个温暖的人，说话也没有那么快，难道我就不能讲辟谣？当然可以讲，有的时候这种反差萌反而会更好。现在有一句话叫"用最温柔的语气说最狠的话"，你也可以用非常温柔的话来讲出最有矛盾性的观点和常见的误区。

所以，要在情感性和专业性之间找到一个让自己舒服，能长期坚持下去的身份，这样你的创作就可以源源不断地涌现出来，同时让大家觉得这个身份是符合你的特点的。

在我们为医生朋友打造身份 IP 的过程当中，最大的问题是过于符合观众的预期。比如观众普遍认为，医生就应该是严谨地、严肃地、很条分缕析地给我讲清楚一个医学科普知识，那么你就沿袭这个思路，把自己打造成一种公正的、高高在上的、代表科学的中立身份，但其实这是最不容易传播的。而往往这个时候很多医生会很费解：难道就不能好好地讲讲科普、讲讲知识吗？甚至一度对自己产生了怀疑，所以这也是我打算写这本书的一个重要的原因，就是当进入到传播的领域和渠道中的时候，知识本身已经变成了传播的"弹药"，这个"弹药"能不能更好地上膛，能不能更好地打出去，能不能命中靶心，会由其他的很多因素决定，而不仅仅是子弹——也就是知识本身所能决定的。所以各位医生朋友们，既然咱们进入了传播的领域，那就一定要遵循传播的规律，因为说到底媒体的传播是人际传播，而知识的传播是建立在对你这个人的认可之上的。

↘ 第二章

探秘爆款科普的传播之道

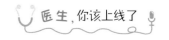

这一章我们来聊聊科普的传播之道。

当我们费尽心思打磨出了一个好的科普作品，兴冲冲地发在网上或者与电视台配合进行了好的制作，但是之后却没有什么好的效果，数据很一般，反响也不大；或者有一些医生朋友、科学家已经开始经营自己的账号，但是却发现投入产出比很不合适，费尽心思做的科普账号无人问津，好的内容效果并不好，仅仅停留在几百粉或几千粉。这样自娱自乐的场面也难以形成体系，慢慢地就发现很难坚持下去了。这个问题出在哪里呢？其实就出在传播的路径上。

所谓酒香也怕巷子深，传播的这个管道，其实是非常有讲究的。从传播入手来倒推内容，会让我们得到很多启示。这一章我们就来聊一聊，当我们有了好作品以后如何更好地传播，以及从传播的角度如何优化我们的作品。

经常跟一些医生朋友讨论到底什么是好的科普，大家会说很多标准，比如说很精确、很有前瞻性、讲解通俗易懂，等等，但是我认为让人能听得进去是首要标准。

你的科普做得再精美、做得再用心，如果传播不出去，你的观点就没有人接，那你做的就是无用功。做科普一定不是一个孤芳自赏的行为，也不是一个感动自己的行为，这是一个以结果为导向的行为。我们首先要努力让更多的人能看到我们的视频、看到我们的科普文章，再谈有多少人能够接受我们的观点。在商业里，我们经常说，现金流比利润更关键，而在科普的传播过程中，我们说有多少人听到、看到我们的科普作品，其实比有多少人接受认可我们的科普内容要更加地重要。

所以在这里就有两个层面的含义需要研究：第一是如何能被更多的人看到；第二是要去研究如何让更多的人看得进去。

如何被更多的人看到是要符合平台的算法。

如何让更多的人看得进去，是要符合观众接收的理念。

平台算法的问题，我们在第六章讲运营的时候再给大家做详细的讲解。如何让更多的人看得进去会跟我们今天讲的传播的方法有很密切的关系。

下面我们先从传播的角度来说说，让一个好的科普作品更容易传播应该掌握的"三度"，这"三度"分别是长度、角度与难度。

▶ 做科普要掌握"三度"

长度：一个"话轮"时间要短

"话轮"是什么意思？其实这是一个不太严谨的概念，我们主持人或记者经常用它来表示一个人讲清楚一段内容所需的时间。比如我经常问一些医生："当年您是怎么决定来学医的？"每个人的答案都不一样，有的人两三分钟可以回答完，有的人

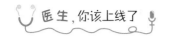

可能讲半小时，连当年填报志愿的心情和天气都能讲出来，而有的人可能会特别直接地说："被我爸逼的。"

哪一种回答更好？

如果从做节目和做科普的角度来说，讲半小时太长，一句话又太短，两三分钟是比较合适的选择。

为什么呢？

因为在看视频科普内容的过程中，大家无法像看文字那样整体性地把握，必须遵循一种线性的规则，一句一句听和看，然后在脑海中进行组接和拼凑出整体的含义。这个过程其实是有难度的，尤其是当你面对知识水平不高、缺少训练的观众时，你用很长一段话来讲的内容就会让观众觉得很难适应，听不懂你在说什么。因为很有可能，你用 10 分钟回答的一个问题，他看了 5 分钟已经忘记了你前面讲的内容是什么。而这个问题在我采访医生和科学家的过程中是非常常见的。

为什么会这么常见？

因为专家普遍喜欢用专业词汇和长句子，同时为了使自己的讲解严谨，还会加大量的前提性的词汇，这就使回答一个问题的时间变长，也就是我们所说的"话轮"变长。

长久的学术训练，让很多医生和科学家都喜欢说："在 ×× 前提下，在 ×× 的情况下，在 ×× 的影响下（5 分钟过去了）……所以我们的结论是……"大家早已经忘了他要回答的问题是什么。这真是一个尴尬的事儿。

　　所以在做视频科普内容的过程中，讲解者要明确，回答一个问题时的"话轮"一定要短，而且要结论先行。一定要改变做学问的论文体，要让结果引导问题，将每一个话题控制在2～3分钟的解答时间里。

　　我们在做节目的过程中，如果需要做一个40分钟的医学节目，就会下意识地将40分钟的节目在脑海中切分成15个左右的小问题，而这15个小问题，又会被统领到"是什么、为什么、怎么办"或者"问题需求、找寻原因、解决办法"这样的模型当中，形成一期节目的基本脉络。

　　下面我以节目为案例，帮大家做更进一步的分析。

　　问题需求：

　　张女士被诊断出肺癌，很痛苦，自己从不抽烟，为什么还会得肺癌呢?

　　如果按照一般专家的思考方式和表达方式，可能会这么回答：

　　"引起肺癌的原因非常多，可能会有遗传的原因，生活方式的问题，所处环境的原因，等等（每一个原因专家一般都会延伸出来讲解）。她是否存在上面说的这些问题呢? 我们要一一排除，然后看她为什么得。"

　　你看，如果这么回答，观众听完这一大段话，就懵了，可能把每一个延伸出来讲解，整篇内容10分钟都谈不完，观众也早就疲惫了，早都忘记了问题。所以我们要控制"话轮"，"逼

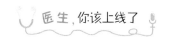

迫"专家能进行拆解答案，然后给出步步为营的解答。

我们重来一遍：

张女士被诊断出肺癌，很痛苦，自己从不抽烟，为什么还会得肺癌呢？

首先，我们看看她的家族，有没有人得过肺癌。因为直系亲属得过肺癌，她得肺癌的概率将会大大增加……（2分钟讲解完成，为大家讲解清楚肺癌和遗传的关系这一个小问题）

其次，我们再考察她的生活方式有没有造成肺癌高发的诱因。（根据情况可在2分钟左右讲完）

最后，我们再继续询问了她生活的环境，发现了一个问题：她是一个做了30年饭的家庭主妇，而煎、炸、炒正是她们家最喜欢的菜式。所以虽然她不吸烟，但油烟也有可能是她肺癌的重要诱因。（扩展一下，在3分钟内完成讲解）

你看经过这样的推演，整个科普的话轮就变成了3个小话轮的拼接，每一个小话轮也都承载了一个问题的解答。同时，让观众跟着科普者，像破案一样，探寻造成张女士肺癌的原因，步步为营，层层深入。

角度：让科普有生命力

角度是非常神奇的一个东西，他能让你的科普更容易被人接受，更打动人心，更容易说到别人心坎儿里。什么叫角度呢？你想我们做了这么多年的医学科普节目哪一个内容没有讲过，其实大多数疾病或者说大多数需要科普的疾病，我们都讲过，而老百姓熟知的像糖尿病、痛风、高血压，这些慢性病、常见病更是每年有无数的节目会讲。那么怎样能够求新呢？经常摆在我面前的一个问题就是，马上又到了高血压日、糖尿病日、痛风日，或者某一些特殊疾病的特殊节日，我们今年的特别节目，该怎么做呢？也就是如何新瓶装旧酒，如何在老曲中唱出新味道，这就需要角度了。

对于角度，其实有不同层面的理解，一方面我们从大的方向来说，就是你作为一个科普的创作者，你要以什么身份、什么语言的状态和讲述的感觉来做整个账号的设计。这个感觉有点像我们之前讲到的人设，它决定了这个账号的内容呈现在屏幕当中的方向和姿态。比如说你是一个心血管科医生你更希望自己讲的是急救，还是慢性病的管理，还是预防？当然你的账号，这些内容都可以涉及，但是必须要有一个主方向，这样才能让你的账号更加地精准。有一句话，叫"伤其十指，不如断其一指"。每一个心血管科的医生都可以讲这些内容，但是能把一个细分领域的小问题，化作自己日常科普当中的内容就非常地精准了。所以如果你是一个愿意讲急救的心血管科医生，那么不妨在你的账号里就用讲故事的方式将急性心血管疾病的急救这个内容讲得很透彻，牢牢地让别人记住你就是一个讲急性心血管疾病急救的专家，当这个角度慢慢变成了你的身份标签，你就成功了，之后再去讲慢性病的防控和慢性病的管理。

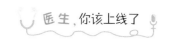

可能你会觉得如果只讲一个小的问题，会不会把问题讲尽了？其实不会。北京康复医院骨科主任孙凤龙老师是我的好朋友，我在给他的账号做定位的时候就说：既然您是做保膝手术的，我们就把保膝这个理念从头到尾贯穿始终，这就是整个账号的角度，我们所有的账号内容都是按照保膝这个出发点来做的。其他的东西我们暂时不谈或者短时间内不谈，这样所有打开我们账号的观众或者患者，我们要向他们不断地强调我们的标签，那就是保膝，用不同的故事、不同的讲解方式讲同样的一件事情，让保膝和孙凤龙做一个紧密的关联，这在互联网领域里叫联合搜索。而在观众的印象里，如果建立了这样的联系，后续的品牌效应就建立了起来。

另一方面，从一期节目或者一个视频来说，角度也是很关键的。就像我刚才所说的，每一年，我们都会要做糖尿病日的特别节目，那么不能每年都一样啊，如何能做出一些新意呢？这就需要我们在不同的层面来找寻新的切入角度。比如，有的时候我们会从形式上来找寻角度，有的时候我们会做糖尿病知识的大赛，有的时候会做糖尿病患者的故事，有的时候也会找寻和糖尿病有关的不同科室的医生，从他们的角度来给观众进行讲解。

但更多的我们可能会从知识的层面来进行角度的切分，比如有的节目就更偏向于讲糖尿病的诱因，到底哪些生活习惯导致了糖尿病的高发和早发，需要通过改变这些生活方式达到预防的目的。有些节目是从结果来入手的，比如说糖尿病的并发症，我们经常给观众普及一个理念，那就是糖尿病不可怕，但是糖尿病并发症非常可怕，我们分别把糖尿病足、糖尿病肾病、糖尿病眼病这些糖尿病并发症拿出来，从并发症的角度让大家去关注糖尿病，这也是一个角度。再比如我们可能会从用药的角度出发，治疗糖尿病有这么多的方式和方法，关于用药有很多老百姓不知道的误区，我们把这些用药或者用胰岛素的误区拿出来做成节目，有一点拨乱反正、辟谣的思路，效果也非常好。

所以你看同一个节目同一个主题，因为你的切入点不同，所呈现出来的节目是完全不同的。我们在做节目的时候，最忌讳的就是通篇用一个音调来讲一个完整的事情，我们经常所说的"文似看山不喜平"就是这个意思。我们在做科普的时候，切记不能大而全，要"弱水三千，只取一瓢"，不能把选题都用尽了，要节约使用，同时你只有找到了切入的角度才可以让患者或观众更好地接受你的科普内容。

难度：科普难度要降低

很多专家在跟导演做前期采访的时候都会对这个问题感到很困扰：我去电视节目中做科普到底应该讲到什么程度，为什么你们老不让我讲我最想讲的核心理念、手术方式？其实我们的理由非常简单，我们要讲关注电视或者新媒体这些传播渠道

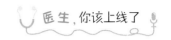

的老百姓听得懂的知识。

　　首先，在大众媒体的这个平台里，千万不要对大众的认知水平有过高的期望，大众的科学素养亟待提高，这决定了大家对很多内容的理解是会有重大的偏差的。其次，隔行如隔山，请医生朋友们想一想，如果你去听一个音乐会，或者听一个文学的讲座，这个音乐家或作家给你讲了他们专业里非常难懂的知识，你还能听得下去吗？当我们给外行讲自己本专业知识的时候，一定要把对方设想成一个小白的状态，因为这就是真实的状态，每个人对自己领域以外的知识的理解都是很困难的。最后，大家对自己不熟悉的知识是天生有畏难情绪的，各位医生和科学家朋友们，并不是所有人都像您的这个群体一样对未知的知识有如此迫切的渴望，更多的人对于过难的知识是会被直接劝退的，所以我们一定要把握好自己科普的难度。

　　那么需要降低到什么程度呢？关于这个难度，我跟医生朋友们分享过一个并不太精准的评价标准：如果我们把一个医生可以在医院里为患者行医这个标准定义为10分的话，那么我觉得适合给观众普及的知识难度应该是在2分到4分之间。有一些科普节目，甚至可能只有1分。比如说，北京卫视的《养生堂》节目对知识含量的要求并不会非常高，而央视的《健康之路》在知识性的层面上会要求更高一些，而在哔哩哔哩平台上出现的一些科普节目知识的密度和含量会比电视上的医学节目，或者科普节目要更高一些。这取决于不同节目受众的需求和接受能力，更年轻的观众会对真实性的要求更高，他们的理解能力也会更高一些。

既然我们已经把难度降低到这样的水平，那么这个难度应该如何把握呢？有这样几个标准可以跟大家分享。

第一点，一定不要用一个大家没有听过的名词去解释另一个大家没有听过的名词，也不要在一段话里面出现两个以上的医学专有名词，尤其是大家不熟悉的。我记得早年间，我们做过一系列关于如何看化验单的节目，这个节目是非常考验导演的功力的，为什么呢？因为化验单上有各种各样大家平常很少听到的医学名词，像甘油三酯、高密度脂蛋白胆固醇、低密度脂蛋白胆固醇，这些近几年被科普过很多次的医学名词，大家听着还算是比较熟悉，但是你深究它的含义，大家却并不清楚。所以，我们就要求来讲授的专家一定不能用另一个名词来解释这个名词，而一定要学会打比方、举例子和讲故事的方法。

所以第二个降低难度的办法就是讲故事。类比法是降低难度特别好的一个办法，当我们给大家讲一个不熟悉的情况或者不熟悉的知识的时候，用类比的方法一定是可以最快地让别人去理解的。我记得以前我们有一些节目是从中医的角度来讲如何治疗便秘。便秘在中医来看是有很多治疗方法的，而老百姓最大的误区是觉得我只要便秘了，就可以吃牛黄解毒片这一类药性寒凉能导致腹泻的药物。但其实这样做是不对的，因为每种便秘的证候类型不同，治疗的方法也不一样。中医专家给我

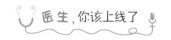

们讲解便秘的不同类型时如果仅仅是讲常见的有哪三种不同的便秘、中医如何看待便秘、古籍又是如何记载的，相信大家都会听蒙。但是当时在节目中我们做了一个道具，是一个类似于肠道的小河，同时里面放了一艘小船，专家就提问：你觉得这个小船为什么会游不动了？第一种原因，可能没有水，这就像我们便秘，缺少水分；第二种情况，很有可能里面有淤泥；第三种情况，可能没有动力，这个小船没有风，所以没有办法运行下去，于是我们要给他动力。你看，用这个三个比喻就很好地说明了我们平常最容易遇到的三种引发便秘的情况。同时，老师又给出了不同的解决方案，于是用一个道具就串起了 40 分钟的节目，效果非常好，老百姓一看也就理解了。

所以恳请各位老师在做科普的时候，一定要明白你科普内容的受众，一定不是医学院校的学生。医学院校的学生会有一套完整的理论体系，而观众是片段式地学习，而且观众学习的目的不是为了成为医生，而是学习跟自己有关的知识。我们经常会说，医学科普节目达到的效果，应该是在患者进医院之前和出院之后。因为在医院的这个阶段应该是由医生来负责的，所以我们在节目中不需要你细致地讲解每一个方子的具体用量，也不需要把手术过程的细节展示清楚，自然也不需要把研究的过程细致化地描述出来。我们要把需要医生做的交给医生，因为有的时候讲得太专太全，反而会劝退观众，同时也有可能给他们在未来看病的过程当中造成困扰。

▶ 医生朋友对自己领域的话题为何下不了嘴？

很多医生朋友跟我聊过这个话题，科普时不知道该从哪里开始讲。按理说各位科学家和医生朋友们既然需要去做科普、能做这个科普，就说明你是这个领域中的专家，但是为什么还会出现明明自己是这个领域有话语权的专家，却不知道怎么讲，而且即使讲了也不知道如何能说清那几个问题的情况？问题到底出在哪儿了？

其实，这个问题就是一个传播的问题，在传播的领域或者在语言表达的领域，我们要思考的是从经验到理解再到表达这个过程是如何形成的，它的路径是什么，以及如何能够打通这三点。

医生朋友来做科普这件事情的经验来源于哪里？它来源于自己看过的一篇篇文章，自己上过的课，自己做过的实验，以及一个个平常看过的患者，这些经验综合起来，形成了你对这个领域、这个行业和这个疾病的理解。那么当你想把这个理解传达给观众的时候就会有一种"信息鱼肚"的感觉，因为当你在表达的时候你是一个即时输出的状态，你没有办法将在这么长期以来积累下的信息在短短十几分钟甚至几十分钟给大家讲出来，所以这个时候你必须做一个取材和选材的过程。这就有点像我们去菜市场买菜，今天晚上你要请客，你去菜市场选购晚餐的食材，但是你发现菜市场的蔬菜都特别新鲜，都想做给朋友吃，那怎么办呢，能把所有新鲜的蔬菜都买回来吗？那是不可能的，所以我们要做选材和取材的准备，对于医生朋友和科学家而言也是这样的。你一定要明白：我是没有办法在短时间之内把所有的知识都讲出去的，那我必须要有所取舍。至于怎么取舍，那就是另外一个层面的问题了。

其实我们说的取舍就是从经验到理解的过程。当我们有了这些菜之后，理解其实就是选择用什么菜式来做今天晚宴的过程。有可能你是要做西餐，有可能你是要做粤菜，有可能你是要做川菜，但是都会用到西红柿。同样是西红柿在不同的菜系里，它所表现出来的形式是完全不同的，所以这就是理解的功效。

好的，既然你已经决定今天要做西餐了，那么西红柿就会用西餐的方法来烹调烹饪。我们选择了用西餐的方式来烹饪西红柿，其实这就是选择表达的过程，我们决定用西餐的方式来表达出这个西红柿的色、香、味。

所以从这样的分析大家可以看出来，当我们想要讲清楚一件事情的时候，需要经过知识的积累、知识的选择，以及知识的表达这三个层面的过程。

首先，在积累的层面医生和科学家朋友经过这么多年的学术训练，其实是没有问题的。你所了解的都是你们行业里最权威、最顶尖的知识，那么接下来遇到的问题就是如何选择。我如何能把知道的这些知识做一个筛选和区分，什么样的知识能进入到我的科普素材当中呢？这个时候就需要从我们前面讲到的人设的定位，所讲知识难易的选择，这些角度进行分析，就像选择菜式一样来选择自己想要讲解的知识。

最后，知识的表达环节，这是对医学专家和科学家最大的考验。因为我们在平常讲课和做研究的时候，最习惯的方式就是运用树形结构，由大到小、由主要到次要。但是我们在做科普的时候，下不了嘴的一个重要的原因，就是老想从主要原因、主要矛盾和主要方法讲起，越讲越无聊，越讲观众越不爱听。而在科普表达的过程中，我们恰恰是要从细节入手、从感受入手、从大家的经验入手，这和我们平常的第一步，也就是从经验到理解的这个过程是相反的。

在从经验到理解的这个过程中，我们是将在十几年甚至几十年所学习的知识一点一点聚沙成塔而形成认知的，但是当我们讲解科普的时候要把它还原成一粒一粒沙子。这个时候你会觉得很难受，但是当习惯了这样的表达之后，下不了嘴去讲的问题就会很好地解决。所以一定不要试图一上来就给观众一个指导方针或者综合的概念，而是要从自己的经验当中摘取一片叶子，为大家展示这一片叶子的独特性，然后再推而广之向其他叶片去拓展。

当你要科普关于胰岛素的知识的时候，不妨想一想需要打胰岛素的患者生活中会遇到什么样的问题呢？比如说在知识的

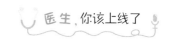

层面，很多人都拒绝打胰岛素的原因是觉得打胰岛素就说明病情很严重了，而吃药证明糖尿病病情还没有那么严重。这确实是会让很多人非常抗拒打胰岛素，对不对？你看这个小的切口就让你一下把话匣子打开了，后面你就可以自然而然地为大家科普胰岛素和口服降糖药之间的关系和利弊选择。试想一下，假如上来就给大家讲胰岛素和口服降糖药之间的区别在于哪几点，相信没说两句，你自己都说不下去了。

所以，医生朋友们在做科普的时候，一定要学会逆向思维，要反其道而行之，要从自己曾经所接受的做学术的思维当中跳脱出来。要习惯做学术的时候启用做学术的思维，做科普的时候启用做科普的思维，这样才能变成科普和学术的两栖超人。

▶ 好的传播的方式：结论先行

在做节目或做科普内容设计的时候，我经常要求医生朋友们结论先行。

我知道，这让很多医生朋友们非常困扰。一方面，医生朋友们都不愿意把话说得很满，尤其是在看诊的过程当中；另一方面，负责任的医生会把可能出现的情况都告诉患者，这是对患者负责的表现。但是在媒体宣传的过程当中，我们不得不在这两者中间找到一个平衡点。

在医生的话语逻辑里，经常是：因为 A 和 B，所以有 C，所以你的现在的情况是怎么样，但同时又还会有其他的情况。如果用这个逻辑，在媒体中就很容易把观众搞晕了。

在媒体中，我们更希望看到的逻辑应该是：你不能这样，原因是如何如何；如果你做了 A，同时又做了 B，那么就会导致 C 的情况出现，而 C 的情况就是你现在的情况。

你会发现在媒体的宣传过程中，结论先行是非常重要的。先给我讲结论，其后我再详细听你的解释。

大家不要小看这一个小小的改变。结论，对医生或者科学家来说可能就是一个信息的结果，但是对于患者和在看你科普的人来说，它更意味着安全感。

我知道这种话语方式会让很多医生朋友觉得有些难受，因为这和自己长期以来的学术训练有些违背。但是当我们在做科普传播的时候，必须要找到顺应观众的思考方式和语言样态，这样才能让我们的科普最大限度地进行传播。

比如说以下的开头就更适合在媒体的途径里进行传播：

我今天抢救了一个患者，全组人都非常努力地抢救，但是还是没有抢救过来，逝者年仅 36 岁。

是不是所有糖尿病都必须终身服药呢？其实我的结论是不是的，原因如下。

你可能不知道最毁膝盖的方式不是运动，而是完全不动。

这几个科普文案的开头都直接给出了这段科普的中心思想和专家的态度。从开头就能很明显地感受到这个专家接下来将

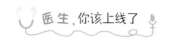

要讲的内容，我相信在诊室里或课堂上各位医生朋友一定不会这样讲，但是在媒体环境下，确实先讲结论的科普内容转发、评论、点赞及完播率的数据要好很多。

新媒体的运算规律里会将前5秒的播放率称作"5秒完播率"。这前5秒的内容将决定着大数据将你的视频是否进行大规模地推送，这部分的内容我会在第六章运营相关内容里继续为大家讲解。在这里各位只需要明白一点，那就是在开头能把观众抓住对你视频的传播将会有本质的影响，而开头用结论先勾住观众是至关重要的。

除了结论性的开头以外，还有以下的几种开头方式也是可以帮助大家提高5秒完播率的。

第一，故事性的开头

你给我讲一个道理，我可以随时打断和划走，但是你给我讲一个故事，我划走的概率就要下降很多。原因是故事没有听完会让我有一种不适感，我们总是希望能听到一个完整的故事。所以用讲故事的方法把平常见到的、听到的在诊室发生的、在病房发生的案例给讲出来，其实是特别好的一种方法。因为这个案例是你经历的，也就是独一无二的，同时，它带着你的情绪，是非常不容易让观众划走的。

我记得以前北京大学人民医院心内科的刘健教授给我讲过一个案例，我就印象非常深刻。在高寒地区的一个卡车司机赶了一晚上的夜路一直到早晨，下车抽了根烟，于是心梗就突然发作了，而且抢救无效，最后离开了人世。刘老师讲的时候，带着很多的细节和情感，这个故事，大概讲了两三分钟，但是完播率很好。当时录制的时候，我们也非常感动，原因就是在这个过程当中，刘老师一直是带着自己的情感去讲的这个故事，而这个故事又自然而然地带出了关于心肌梗死高危因素的知识，比如熬夜、高寒、吸烟、劳累、喝酒，这些高危因素这个卡车司机基本全都占了。所以刘建教授用这样一个惨痛的故事，为大家科普了诱发心梗的高危因素，令人动容且印象深刻。

我特别理解很多医生朋友在来做我们节目的时候，其实是不愿意讲故事的，原因是觉得故事过于地特例、过于地有特性，没有普遍性。确实从科研的角度来说，太奇特的病例，确实没有更广泛的代表性，但是作为人，在日常平淡如水的生活当中，我们往往会记住那个最高兴或最艰难的一天，媒体在宣传的过程中，也确实更愿意给那些非常特殊的故事更多的流量支持。我希望我们的医生朋友们对案例和故事，不要抱有那么大的偏见和敌意，我们讲科普的意义，往往在于让更多的人对这个病、这个领域有更多的关注，而不用纠结这个病例的特殊性是否会给大家造成极大的误导。

故事更容易降低听者的心理防御，当你给大家去讲一些冷冰冰的知识的时候，大家是要去理性地思考。这个思考的过程，其实就是思维防线建立的过程，人们在听故事的时候，这个防

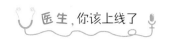

线就会降低很多，而在这个过程当中，你在故事里掺杂的知识就更容易被大家接受。

同时，好的故事也会更加有代入感，人们在听故事的时候，大多数都会不由自主地找一个角色，把自己带入进去。而更多的人会选择带入这个主人公的角色，这个时候你想讲的这个故事的主角就会被受众所接纳，他的行为或在其中的知识自然而然也会被听者所接纳。

第二，开头讲"我"，而不是"你"或"你们"

无论在诊室还是在课堂上，各位医生朋友面对的是患者和学生，这个时候你是主体，对方是客体，你有极高的话语权。在这样的一个环境里对其他人的行为提出自己的看法，为他们讲授你知道但是他们不知道的知识。但是在科普的这个环境里，其实你变成了客体，而观众是在围观你的主体，这个位置的颠倒决定了观众更想听你讲自己的事情，而不是你作为一个医生在指点"我"的行为。

北医三院（北京大学第三医院）重症科的薄世宁教授有一个点赞过百万的视频是讲临终关怀的。如果是一般的医生，在讲临终关怀的时候可能会说"一个亲人患病马上就要离开人世了，这个时候作为家属其实是可以选择带他回家或是留在医院里的，你会怎么选择呢？"但薄世宁教授并没有这样讲，他的开头是这样说的："如果是我，在将要离开人世的时候，我会选择回家，我给你讲一个案例……"

人在交流的过程当中其实是一个信息交换的过程，什么样的人会让你觉得比较真诚？是敢主动暴露自己信息的人。比如接打电话时，哪种人最让你生气？一定是上来就问接电话的人是谁的人。所以当两个陌生人见面的时候，我们会说："你好，我是某某。请问你怎么称呼？"为什么我们要先介绍自己，然后再问别人呢？这就是一个先暴露自己的信息，而让别人有安全感的过程。如果你们见面的时候上来就问"你好，你是哪位"或者"您贵姓"就会显得不那么亲切，原因就是在这个交换信息的过程中别人并不知道你的信息，但是你却要求别人先泄露自己的信息。所以这也是为什么在人际交流的过程中，勇敢地讲出自己的缺点、讲出自己过往的经历，甚至讲出自己以前的一些窘境和糗事的人会让别人感觉更加真诚。

薄世宁教授的这个开场恰恰就是这样。在当老师的时候，我相信他会在课堂上给同学们客观理性地讲解知识，而当做科普的时候，他却勇敢地先袒露自己的看法，因为对待科学和医学，医生是有话语权的，但在面对生死的问题时，每个人都有自己的看法。这个时候，如果一个医生还是站在高处对别人的行为进行指点，就会显得不那么合适，但是薄世宁教授上来先说自己的观点：如果是我，我会做什么样的选择。他的潜台词就是：这是我的选择，但可能并不是你的选择，但我请你听听看。这就是一个非常好的讲"我"，而不是讲"你"或者讲"你们"的开场。

类似这样的开场还有很多，比如说：

我作为一个整形科的大夫，这个手术我是坚决不会去做的。

我是一个牙医，我跟你说一说，我自己在做根管治疗时候的经历。

我是一个骨科大夫，30 年之后，我可能也会面临着要换膝盖的问题，但我想让这一天晚一些到来，我现在会这么做。

我是一名医生，我在怀孕的时候是和我们家猫如何相处的呢？

我是一名儿科大夫，我们家宝宝在生病的时候有这样几种处理方法，我可以分享给你。

我是一名内分泌科大夫，如果你和我一样，家族里是有糖尿病患者的，那么你就需要提早预防了。

你看这些看似简单的开头，其实是有深意的。它的深层次逻辑其实是改变了医生和患者这样不平等的关系，把医生和患者拉在了同一个水平面上，都变成了普通人，医生和患者在生命面前是平等的。我们都生活在这个世界上且都仅有一次生命；我们面对生离死别和悲欢离合的时候都有一样的看待问题的心境和方法；我们也有妻子、儿女、父母，也同样能感受到疾病的痛苦和人生的幸福；所以我更愿意和你平等地聊一聊我对一些问题的看法，不同之处仅仅在于我比你多具备一些专业的知识。

这样的思路和话语方式所形成的开头会让患者和受众觉得这是一场平等的对话，在心理上更容易接受你讲的内容，同时也更有说服力，更好传播。

第三，讲细节而不是讲道理

我相信，各个科室的医生朋友们在做科普宣讲的时候都会讲到一个主题，那就是戒烟。我们在每年都会做很多跟吸烟有关的节目，做得我们自己也很头疼，到底怎样去讲大家会更接受呢？可以想象，如果你就上来给大家讲吸烟的危害：吸烟会诱发脑梗、心梗、胃癌，增加各种疾病的风险。那么你的视频绝对不会传播得好。为什么？我们需要了解一下大家在接受一个和自己观点不同的信息的时候的心理状态。

假如说你是一个吸烟的人，当你看到了一条上来就告诉你吸烟有十大危害的视频，我相信你的第一反应就是赶紧划走，看1秒钟都会让自己多1秒钟的不舒服。为什么？因为你是吸烟的，但是这个视频告诉你，吸烟是不好的。如果你接受了吸烟不好这件事情，说白了在逻辑上你就要承认自己错了。而承认自己错了，这件事情对任何一个人来说是不愿意主动接受的。所以这就形成了认知失调。那怎么办呢？第一种办法是证明视频说的是错的，但是社会现在普遍已经认可了吸烟确实会增加各种癌症的风险。而且作为一名普通的烟民，视频是由一位专业的医生来讲的，我也确实没办法证明你讲的是错的。第二种方法就是给自己的行为以合理化的理由。比如说："医生告诉我吸烟之后会增加患肺癌的风险，但是我周围的老张抽了好几十年的烟也没有得肺癌，所以我觉得我也不会得肺癌。"你看这个逻辑就很好地解读了我的行为，化解了我的行为和视频里所传达的理念间的冲突。第三种就是我认同视频里讲的内容，我改变我的行为就得戒烟，这并不是我想要做的事情，所以综合上面的三点，这个看到视频的烟民最终只能尽快地划走视频，免得给自己添堵。

那我们来听一听北医三院重症科的薄世宁教授是怎么来讲戒烟的。他的视频是这样开头的："如果你是一个烟民，你正在抽烟吗？那么你知道你体内的白细胞此时正在做什么吗？我给你看几张动图。"

这个开头有两个绝妙的地方。第一个绝妙的地方，他直接用细节来开头，而不去讲一个宏观的知识来告诉你：你吸烟会增加什么什么的风险，会增加什么什么的概率。一引入数据，都需要经过理性地思考之后才能感受得到他想传达的信息和意思，但是薄世宁教授用这个细节直接将吸烟这样一个人的行为，对标在了人体细胞的这个层面上来进行讲解，让大家的好奇心就一下被吊了起来。人们很想知道在人吸烟的这个行为背后我们身体内部发生了什么样的变化。

第二个绝妙的地方，这样的开头很好地转移了矛盾。就像我刚才讲的，专家告诉我们吸烟有害健康，但是我有吸烟的行为，这两者之间的矛盾是无法调和的。我又不想认错，又不想改变我的行为，所以我就很难接受医生给我的建议。但是薄世宁教授用这样一个巧妙的开头，不再把吸烟和吸烟者对立起来，而是把吸烟这种行为和我们身体中的一个白细胞进行了联系，把吸烟者的这个角色变成了第三者的，我们站在一旁来审视着吸烟对白细胞的影响，我们变成了一个观察者。说白了，给观看视频的烟民朋友在心理上"免责"了，不再会带着负罪感观看你的视频，增加了观看率。

在后面的讲解过程当中，薄世宁教授为我们看了很多的图。这些图是吸烟之后的化合物对体内白细胞和癌细胞的作用和影响，我们可以看到烟草对白细胞的侵害让人心生怜悯之情，那吸烟者在看这个视频的时候就不会有那么强的对立的感觉，不再会总觉得视频是站在高处的视频演讲者的讲解，不是站在道德的制高点上对我进行指责，而是告诉我，我抽烟这个行为和白细胞之间的关系。这样会让人更容易接受。

所以，细节化的开场会让人一下就进入了事件的微观领域，让人们的视角一下变得清晰、准确和敏锐，减少了观看者分析数据或宏观判断的难度。

类似的开场还有很多，我给大家举个例子：

如果一个人掉进了黑洞，他的身体会发生什么？

你看这个开头就比直接地告诉你黑洞的原理和黑洞的特征要更吸引人，因为让大家有很强的代入感。

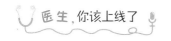

类似的还有：

如果你跳入深海海沟你的身体会发生什么？

如果你没有穿宇航服走进了外太空，你的身体会发生什么？

如果你进入了鲸鱼的嘴里，那么你会发生什么？

这些都是增加观众的代入感和体验感的开头。同时，他决定了后面讲的内容会将知识融入体验当中，同时这样的视频也会更加容易让观众产生互动，会增加观众的点赞和留言，让视频传播得更广。我记得这一系列的视频后面很多人都在留言说："看看今晚倒霉的我又会掉到哪里？"大家不但很喜欢他的视频，同时还都在期待着下一期视频的内容，在猜测自己还会掉到哪里？

接下来再举两个例子，大家可以感受一下细节化的开头是否会让你更容易代入情景当中：

1. 这么多年过去了，我依然记得一位妈妈抱着她出车祸的孩子来急诊的眼神。

2. 得了阿尔茨海默病的人会忘记自己周围的人，忘记自己的朋友，可能最后连自己的父母都不认识了，但是潜藏在他们脑海中的会有他们儿时父母的童谣。

最后，我们把之前讲过的这几个方法放在实战中进行整体练习一下。短视频有很经典的模式：

开头金句＋故事＋讲解＋转折＋结尾。

这个模式可以说在大多数内容上均是适合的。我在下面列两个当时我录制短视频时候的文案，供大家参考，同时大家可以扫描右侧二维码或在抖音里搜索"@安宁主持人"观看视频，结合稿件看看录制出来的效果。

第一条：老年人登高的危害

开头：你相信吗？老人挂个窗帘，有可能会让一个中产阶级家庭的生活倒退十年。

故事：挂窗帘的老人。

讲解：挂窗帘怎么了？摔倒，有可能就走了。人生最后一次摔倒。对于中年人来说，家里老人的摔倒，就是雪上加霜。

转折：老人有什么问题吗？也没有，能不麻烦子女就不麻烦。

落点：挂窗帘，擦柜子，交给子女来做吧。子女忙就等几天，子女懒就再等两天。

第二条：你家老人会用智能手机扫码和抢菜吗？

开头：疫情期间老人不会用智能手机抢菜，急哭了。

故事：我在医院碰到的老人，不会用智能手机，不会填信息扫码，进不了医院。

讲解：享受现代技术的便利，是否一定要以牺牲一批人为代价。

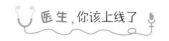

转折：发生了一些变化，比如非智能手机用户通道，银行派出专人帮助老年人。

落点：社会多提供帮助，老人多学。

大家可以对比文案和录制的成片，看看有何差别。

↘ 第三章
从患者到受众，理解你的传播对象

这一章我们来聊一聊对医生朋友们来说既熟悉又陌生的人——我们的受众、我们视频的观看者、我们科普的对象。

如果他们是出现在诊室的患者，抑或是坐在教室里的学生，我们都会觉得他们是一个个具体的人，但是当他们变成我们镜头后边、屏幕前边那些看到我们视频的人，那些给我们视频点赞、转发和评论的一个个数字的时候，我们可能就觉得他们不那么真实。虽然你可能也知道他们就是那些在晚上拿着手机躲在被窝里，或者下班的时候在地铁上看到你视频的人。

新媒体其实已经将受众极大地还原为了个人。我们在电视台做节目的时候会关注收视率，这个概念——收视率，一度让电视人为之疯狂。收视率就是电视人的 KPI（关键绩效指标）。我们做完节目之后，会特别迫切地想要知道这个节目的收视率到底是多少，因为这个收视率关系到我做这期节目的收入、领导的评价，而我们栏目一年的收视率则还会关系到下一年广告商的投入，甚至这个节目能不能继续存在下去。所以，有一天我突然问自己，我说每一次公布收视率之后的这一串数字背后的他们到底是谁，他们是一个怎样的群体，多大年纪，知识结构是怎么样的，为什么会看我们节目，他们对我们节目到底又有什么样的感受和评价？在收视率的那个年代里这些都是无从得知的。

新媒体的发展，让我们可以及时地看到大家的评论，新媒体平台的算法也会让大家的点赞和转发决定这个视频会不会被平台推荐给更多的人，而弹幕的发展更让人有了一种观看视频的小伙伴抱团取暖的感觉，同类在一起观摩的感觉，甚至有一种儿时坐在广场上看露天电影的感觉。而后台对新媒体用户的分析，也比收视率时代电视台对受众的分析要精确得多。现在任何一个平台的创作者中心都会非常详细地帮大家做自己的粉丝分析，从年龄、地域、职业，甚至连手机的型号、手机的价钱，以及喜欢看什么样的视频都会告诉你。我们已经越来越可以深入地了解看我们视频的人到底是谁。

这个了解，深入但足够深刻吗？未必。深刻的分析是需要用心的。

这一章我们就来聊一聊，在手机的另一端看我们科普的受众。

⯈ 建立用户画像

有的医生朋友认为看我们视频的人应该是我们宣教的对象，我讲你听，我把我的知识传播给你，我告诉你在这个领域你应该知道的东西。有的医生朋友觉得科普视频的受众，应该是我们的衣食父母，因为你在直播的时候他会给你礼物，未来他还会成为你的潜在患者。

不管给患者的定位是什么，首先在我们心中要建立一个对患者的画像，这个方法在很多领域都会用到。在设计一款产品比如一款衬衫或者一杯奶茶时，商家都会对销售对象进行画像。我们在做一个视频的时候，你也需要思考谁来看你的视频，我们把它叫作给受众进行画像。

比较粗略的画像需要我们分析将要看到我们视频的观众的年龄、身份、职业，比如说是年轻的白领、老人，还是中年男性，更加细微的，我们要设想他们的收入水平，所在的区域是南方还是北方，他们的喜好，他们的知识背景。根据这些来确定我们视频的风格、语言状态。比如一个骨关节病领域的专家录制的视频和一个内分泌科从事减肥的专家录制的视频整体的风格就完全不同，做骨关节病的专家说，他所录制的视频的受众一定是年长者较多，所以他的语言一定要朴实、接地气、有代入感；而一位讲减肥的专家必然是以年轻女性为主要的人群，那么他的语言就要更加高级、有引领性，画面也要拍得美观大方一些，要对年轻女性有一定的吸引力。

所以你看，你对观众分析得越详尽，对受众越了解的时候，你的视频就会做得更加精准。我们可以做这样的一个练习，我们可以对一些没有性格的事物进行拟人化的处理，想象一下它的性格是什么样的。比如说，你们家有两台电视，一台小米电视，一台飞利浦电视，如果将他们拟人化的话，是一个什么样的形象呢？比如说飞利浦电视历史相对悠久，可以作为一个中年男人的形象，很朴实，功能也很精简，但是却非常专业。如果再详细设想，可能会是一个中年工程师的形象，或者是一个中年科学家的形象，给人很信任的感觉。而小米电视，我们可以把它想象成一个年轻的都市丽人，外观很好，看线条很优美，功能也非常地取悦女性。这样的练习，我们可以延伸到其他的事物上，比如想象一下，两个沙发，一个是中式的沙发，一个是美式的沙发，如果把他们拟人化会是什么样的形象呢？

我们还可以继续练习，比如说中国这样文明历史悠久的国家，如果将它拟人化你会觉得它应该是一个什么样的形象呢？可能你会觉得它是一个拥有五千年文明历史的老者，白胡子、白眉毛、白头发，但精神矍铄，焕发着青春的光芒。但也有可能可以把它想象成一个品学兼优的少年，在国际社会这个班级里，很守规矩，学习也很好，从不打架也不惹事，努力得到同学的认可。你看两种形象截然不同，但是都说得通，所以在角色设想的时候，我们并不一定要追求一个标准答案，只要你的解释能够自洽就可以把它作为做视频的依据。

继续回到做视频。如果你是一个口腔科医生，那么你的受众会是谁呢？根据你所讲的内容不同，你所要设想的观众也会不一样。比如说你是一个主讲正畸这类口腔科知识的专家，那么你的受众很有可能是孩子的家长，再往细了想可能是 10 岁到青春期左右的孩子的家长，还有一部分是成年了初入职场的人士。好了，有了这两个设想那么你的视频就有方向了。对于青春期孩子的家长来说，最关心的是孩子未来的健康问题和美观问题，这将是我们视频的一个大的方向。那么对于初入职场的人士来说，职场的容貌焦虑是这个阶段女性所面临的问题。解决好牙齿问题，有效地解决容貌焦虑，对于刚入职场的人士来说，是非常有吸引力的。这一条逻辑，就值得做正畸的朋友花大量的功夫去用不同的手段来讲清楚，这样也就构成了你的视频内容的很多选题。

在中医领域中医儿科的账号涨粉是非常快速的，原因是这些账号的关注者有非常精准、非常清晰的画像。你想谁会关注一个中医儿科的内容呢？一定是宝妈。而什么年纪的孩子的妈妈，对孩子是最为上心的？一定是学龄前孩子的妈妈要大于上学中的。而家长对小学孩子的关心又大于对初中和高中孩子的关心。很多孩子到了初中、高中都快不理家长了，所以越小年纪的孩子越会受到父母的关注。那么孩子在小时候什么样的情景是最让父母揪心的呢？那就是孩子生病。家里只要有一个生病的宝宝，那么这一家人都会跟着揪心。继续往下推演，什么样的孩子更加容易生病呢？吃不好饭的孩子，天生体弱多病的孩子，体质不好的孩子。

好了，有这样两个大方向的中医儿科内容，就有了观看这个账号的主要受众，用户画像也就非常清楚了。关注的人群一定是小学三年级之前的孩子的家长。这些孩子的家长普遍对自己孩子的身体状况非常地担忧。他们经常担心自己的孩子生病，同时在日常生活中对孩子的喂养也会非常地精细，担心因为自己的照料不到位而影响孩子的身体成长。

所以，你看仔细对自己的观众画像是一个账号能够快速起号的重要手段，你也可以认真思考下你的领域里潜在的受众是什么样的。

▶ 观众看科普到底需要的是什么？

接下来我们对观众进行进一步分析和思考。观众看科普到底需要的是什么呢，仅仅是得到一个就诊信息这么简单吗？其实远远不是。你的信息能否被观众所接纳，你的视频是否被大家所喜欢，是你的科普能不能传播出去的前提。所以，在之前我一直跟大家强调不能将过于所谓"干货"的科普知识强加给观众，这样的视频是没有播放量的。那么怎样的视频是符合观众理解的呢？这就要跟我之前所讲的情感联系起来，大家要在情感的维度去思考我们的观众。观众在看到一条视频的时候，其实是被视频里所包含的情感所包围的。这个情感会体现在视频的画面、选题内容、拍摄的手法、你的语言和视频切入的角度，等等，一系列方面。

可以说打开手机首先要看一条视频的观众，绝对不是为了寻找知识。他首先是有一段时间需要打发，有一股情绪需要发泄。这个时候，他看到了你的视频突然觉得你的视频正是他想

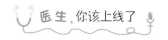

表达的，那么，他就会为你点赞、评论和转发。所以做科普视频也好，还是说其他视频也好，内核都是一样的，我们要明确我们观众的心理需求。

有一位医生朋友在做科普的时候告诉大家不要买保健品给老年人，有很多保健品是三无产品，而且价格很高，其实什么用都没有。这样的科普往往没有人看，还会被很多人恶意举报，原因就是你没有搞清楚老人买保健品的心理。老年人买保健品被骗，这是事实，但是买保健品背后是一个个孤独者想要拥有陪伴的心理，这是他们买保健品这个行为的逻辑。所以，如果你仅仅是告诉大家，从营养学、从科学的角度保健品没有用，这完全不符合老年人做这件事情的心理，而且还会让他觉得你在说他的所作所为是错的，那么大家怎么可能看这条科普呢？所以说在了解了观众的心理之后，我们就能更好地把握科学的、理性的知识和观众需求的情感之间的关系。而这个时候我们适当地放大这种情绪就可以让我们的视频能够得到更广泛的传播。

假如说，你在视频里开篇就说："你们家楼下卖的保健品千万不要去买，如果你爸妈去买一定要阻止他们。这些保健品往往是高价，这次还没有什么作用，买了就是受骗。"这样的说教就没有把握住科学理性和情感之间的关系，那么让我们换一种方法。

"你刚刚给了爸妈3000块钱的养老费，转眼间他就去小区里买了劣质的保健品。那么这样的一种情景，你是不是经常碰到呢？"看，就这样的一段开头立刻把看视频的观众稳稳地锁住了。父母经常去买保健品的这帮中年人，在听到这句话之后多多少少都会继续听你往下讲，因为你讲的就是他们生活中的场景，也就是他们的心理需求。

接下来我们可以再给大家一个相似的情景：当你加完班回到家打开了灯，累得像狗一样，在家里的茶几上或厨房里看到了爸妈把你刚给他们的生活费换成了小区里兜售的保健品。那这个时候我知道你的心在滴血，你想要跟爸妈理论，但是天色已晚也就并没有说什么。

你看类似的这两个场景，在视频开始时一出现就会牢牢抓住观众的心理。而这个时候，我们再做接下来的科普，为大家讲保健品为什么如此地猖狂和低劣就有的放矢了，所以观众都喜欢听和自己有关的故事。只有你了解了观众的需求才能更好地把自己的视频置身于情景化的创作当中，即使仅仅是一个开头也可以牢牢抓住你的观众，观众不是不喜欢医学专业内容，而是不喜欢与自己无关的专业内容。你既然想跟我讲一个让我关注、点赞、转发的事情，那么请与我有关。

当我们看到很多非医学账号做出了很多破圈的视频的时候，我们也会发现优秀的科普创作者或者优秀的短视频创作者都非常擅长写出观众的苦恼。而在诊室里的医生朋友们多数也都具有这样的能力，因为你们见过足够多在你这个领域里的患者，患者的所思所想，你们是非常清楚的。你很清楚一个置换了膝

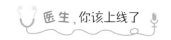

关节、髋关节的患者在未来会遇到什么样的问题，也很清楚一个做完近视矫正手术的患者，他在未来眼睛会出现什么样的不适。能不能把这种带入感继续延续到你的视频当中，在你的视频开头就要理解观众的苦恼，并且写出观众的苦恼。还拿刚才买保健品的事情举例，我们可以再换一种开头。

当你苦口婆心地给你爸妈说小区里那些卖 300 块钱一盒的保健品，其实不值 30 块钱，没几天就在柜子里发现了被爸妈藏起来的好几盒这款保健品。

我相信，当你用这样的开头作为视频的开头时，其实会有很多观众在底下留言告诉你：确实这就是我生活中的场景。所以大家可以想象一下，当我们看一部电影时，为什么都会自然而然地在电影中找寻那个符合自己身份的角色。一旦能被大家广泛接受的电影，往往是其中的角色在现实生活中有极大的映射，而每年都会有几个因此爆火的电视剧。这些爆火的电视剧牢牢地抓住了都市奋斗中的年轻人和从小城市到大城市来打拼的年轻人的生活状态，编剧和导演正是利用这样的心理才让这样的电视剧有讨论的氛围，才能获得广泛的流量。

所以我们不但要思考观众，我们还要思考自己与观众的关系。你和观众是一种什么样的关系？就还拿刚才保健品的例子来说，如果你的主要观众是中年人，你的视频想给这些家里有喜欢买保健品的老年人的孩子来观看，那么你跟他们的关系就更像是盟友，更像是朋友，更像是可以在下班之后一起喝酒吐槽的同辈人。如果你的视频的观看者就直接是爱买保健品的老年人的话，你跟他们的关系更像是晚辈和长辈，说话要更加循循善诱，语速要更加缓慢。

我们还要思考观众的视角，你和观众是一种怎样的交流方式，是你在上、观众在下宣讲式的沟通吗？这可能是很多医生朋友们在做账号时候，最经常面对的问题，也经常会选择这样的交流方式。是不是也有可能是一种平静的交流方式，就像患者去你的诊室看着他坐在你面前尽情地交流。那么你的观众到底是以一种什么样的视角来看你的视频，这也会决定你视频的语言样态和话语方式。

当然，你也要思考与观众交流的场景。你是决定让视频的观看者感觉你是在诊室里看病，还是说在你脱了白大衣之后以一种生活化的语言和状态与他们进行交流，当然你也可以端着咖啡杯或红酒杯与你的患者建立一种普通的朋友的交流方式。这些方向的思考都决定着我们视频的方向和走向。

另外，你还要思考与观众的距离。大家不要小看说话时间隔的距离，我们在采访医生朋友的时候两个人坐多远是非常有讲究的，坐得太远，没有交流的感觉就像在开大会，但坐得太近又会显得过于局促，两人会有不适，人和人之间需要间隔的距离是有心理学的依据的。那么在视频当中你是要让你的观众看到你的全身还是只看到你的脸，这是由你和观众的距离所决定的。如果你的视频是拍给长辈看的，那么过于近的距离就不

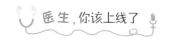

太合适。如果你的视频是拍给闺蜜看的，或者你本身是一位女医生，你的视频更多的是女性观众在看，那么即使做成闺蜜间的聊天，你的脸会很近地呈现在屏幕上也是没有问题的。

所以如果你要想讲让青年人、中年人照顾好自己的身体少去看病，不如从30多岁突发疾病来急诊室的年轻人的故事入手。如果你想讲患者因为乱投医而延误了看病，让他更加谨慎就医，不要去非正规医院，那么不如从你收治的一个患者入手，比如讲他因为去了不正规医院诊治而导致你给他做手术时困难重重的场景。如果你要讲一个女性为了减肥导致自己身体健康状况严重出了问题，不妨讲在城市里碰到的一位年纪轻轻就因减肥导致闭经、不孕的女性的生活场景。

同时，你还要思考你与观众的情感沟通，这里包括了你的形象、你的口吻、你的场景、你的配乐、你的节奏，以及最后你生发出来的情绪，这些所有的东西共同构成了你的屏幕形象，而这些都是由对你观众的分析和理解而得出的结论。

↘ 第四章

我们的医学节目是如何制作的

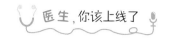

▶ 电视医学节目是如何做出来的？

目前主流媒体中医学节目很多，基本上每个频道都有自己的医学节目，但出发点不同、诉求不同。我从节目和栏目的生产播出这个流程出发，为各位科普工作者提供一些建议。

选题与选专家

一般来说我们做一期节目的出发点有两个：从选题出发找专家，或者从专家出发找选题。

从选题出发：就是先有一个选题方向或者主题，比如爱眼日、爱耳日、肿瘤宣传周、某个节气、春节特别节目等。这些节目的大方向都是给定的，于是我们在这个选题的方向下，去找寻适合讲这个内容的专家。

这类节目的难点在于：节日年年有，如何变化创新？这就需要选择在内容上有所创新的专家，为我们提供行业内的一些先进理念和观点。我记得有一年爱牙日，需要宣传世卫组织（世界卫生组织）提出的"8020 计划"标准，也就是倡导大家爱牙，"80 岁的老人至少应该有 20 颗功能牙"。这就和大家普遍认为的"人老牙掉"或"没牙老太太"这种看法不太一样。于是节目从"牙好才长寿"出发，带着大家破除"人老牙掉"的观念，很好地让观众在节目中找到了共鸣。

所以，我们在给一些做新媒体的医生朋友的建议中就提到，千万别怕重复。很多医生跟我说："选题好难找呀，我就这点东西，这个领域能有多少知识讲给患者听？讲一讲不就枯竭了嘛？"其实不是这样的，千万别怕重复！

比如一个心内科的大夫，为大家分享一个因过劳导致猝死的案例，希望大家引以为戒。但其实就猝死这件事，你有100种"姿势"可以讲，比如引发猝死的原因，如何自救，如何早发现，等等。就算你只分享猝死案例，案例中不同人的职业背景不同、身份不同，都会给出不同的故事。可能有的医生朋友会说，这样内核一样、知识一样，只是外在故事不同，观众会看吗？相信我，相比较知识，观众真正买账的是故事、是情感，而不是知识点。请大胆地更换故事的外衣！

一方面，中国医学科普节目近30年，哪个知识没给老百姓讲过？您放心，即使是天天讲，关于如何服用硝酸甘油这种老生常谈的事，还有很多人不知道。所以即使是很多的内容重复讲很多遍，对观众来说，依旧并不熟悉，这是传播的规律决定的。

另一方面，千万别小瞧外在的故事。人类的情感就这些，古今中外的故事和名著只是在不同的故事外衣下描绘着同样的情感内核。你看，《西游记》和《哆啦A梦》的内容相差十万八千里，但四个主人公的相互关系是不是非常相似的？《水浒传》林冲一节的故事情节是不是和电影《钢铁侠》刚开始的

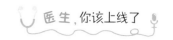

剧情非常相似，讲的都是英雄落难而奋发，重回巅峰的故事。所以，新的外衣是必不可少的，学会新瓶装旧酒才能成为一个讲科普的高手。

对于我们经常做科普节目的导演和主持人来说，同样的知识邀请不同的专家讲出来的效果也是完全不同的。有的专家适合讲自己的感受，有的专家适合讲推理和分析，有的专家更有自己独特的小妙招，同样的知识在不同专家的讲解下也可以绽放出不一样的精彩。

所以，我们给有准备做或者正在做新媒体的医生朋友的建议，就是要敢于用不同的包装来呈现相同的内容，在你的领域中选择适合重复讲的话题，当然我们更重要的是选择优质的高点赞转发率的选题来重复进行，在观众喜欢吃的那几道菜中来回调换。

另外一种，我们经常选用的方式，就是根据专家的特点来出发找选题。有的时候医院的院办老师或医生朋友会为我们推荐优秀的专家。一方面，我们会先考量这位专家所讲的领域和内容在我们既有的选题规划里有没有预设；另一方面，我们会评估这个专家跟我们见面时整体的表现，以及他学科的背景来安排选题和节目形式。

在这么多年做节目的过程当中，我对几位女性专家印象非常深刻，比如说中国工程院院士李兰娟，北京协和医院妇科的朱兰教授，北京医院心内科的赵迎教授，中国中医科学院的曹玮主任，以前在东直门医院呼吸科现在北大人民医院中医科的冯淬灵主任。这几位大专家的共同特点，就是特别能代表女性医生这个群体：高知、干练、自律、优雅。因此，我们在给他们设计节目的时候，往往会更努力地突出他们作为女性医生既感性又理性、既温柔又果敢的品质。但每个人又有独特的魅力，在节目中又要设计出她们的个性。

跟李兰娟院士做节目时，正值新冠疫情形势严峻，全国上下都在紧张地抗击疫情。在这样的背景下，我们在策划会时就明确，要节约李院士时间，尽可能在短时间内完成采访，而采访的内容也尽可能干货满满，对时下大家最关心的问题进行解答，而没有深挖李院士的家庭生活、个人爱好等，因为在当时那个媒体环境的，大家最需要的是对疫情现状的分析和对下一步防疫工作的指导。因此，我们在节目中"短平快"地与李院士交流了当时疫情的相关情况和一些基本知识，随后在节目播出后，关于甲类传染病和乙类传染病的话题就成了当天的热搜话题。这类偏时效性的话题和节目，专家必须严谨，回答更是必须准确无误。李院士呈现出的屏幕形象，也是人亲切随和，对科学严谨认真。大家可以在我的抖音账号"@安宁主持人"中看到这个系列的采访。

朱兰教授作为咱们国家首屈一指的妇科专家，我在《大健康观察家》栏目采访她时就问了很多她从女性的角度如何看待妇科医生这个职业这样的问题。同时朱兰教授研究的方向是女

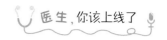

性生殖系统的相关问题，而让女性难以启齿的，诸如不孕、"石女"这样的问题，也是她的重点研究领域。我在节目中也采访了很多她从女性角度如何看待女性生殖问题与女性疾病的相关内容。在这个节目当中朱兰老师既表现出了专业性，同时也表现出了作为一个女性对这些疾病患者的理解。大家可以扫描左侧二维码或在央视频等平台搜索"@大健康观察家"观看这期节目。

北京医院的赵迎教授是年轻一辈医生当中的佼佼者，不仅在专业领域非常突出，口才又非常好，长得还很漂亮，可以说是集各种优点于一身。正因为她专业知识扎实，表达又非常好，在现场很愿意跟观众和嘉宾进行互动。我们在做她的节目的时候，就额外增加了很多互动的环节。同时，因为她优异的表现也参与了我们很多大型竞猜类节目和年度特别节目的录制。

中国中医科学院曹玮教授的专业知识和口才都属于医学专家当中的佼佼者，更重要的是她有一颗悲悯的心。早些年在做一期节目的时候，她就跟大家讲过一个很好用的中医方剂叫作紫草油，做法很简单，就是用紫草和香油共同熬制，可以防治褥疮和溃烂。在那期节目当中，我现在依然记得曹玮老师在节目里熬制紫草油的情景，动作是那么地娴熟，感觉一个大专家在做这样一个如此生活化的小药方的时候也是那么自如，就感觉她是一个有生活的专家学者。

若干年后，我们又做了一个选题。这次的系列是请几位女性中医来讲讲如何照顾自己家人的故事。大家普遍认为，女性可能更多地会承担照顾家庭的重任，而女中医，这个身份可能会给她们照顾家人提供一些便利，但同时医生的工作又很忙，也有可能让她们根本没有时间和精力分配给家人。所以，我们把这样一个两难的选题交给我们的女性中医朋友。当时需要选五位中医，我立刻就想到了曹玮老师，因为她在熬紫草油时娴熟的动作让我觉得她一定是一个愿意照顾家庭的女中医。果然跟曹玮老师聊完选题之后，我们就发现这个紫草油是有来头的，在若干年之前曹玮老师照顾自己的父亲，就一直用着这个紫草油。我得知这件事后就一下明白了，她能如此娴熟地熬制紫草油的原因正是在生活中有照顾自己父亲的真实经历。

我跟冯淬灵主任在不同的节目当中合作过好几次，对冯主任最大的感受就是她是一个不会把疾病说得很严重的大夫。有一些医生在看病的时候会表现出这样的特点。她总会给患者以轻柔的微笑，耐心的安抚，让站在她面前的患者如沐春风。所以，我们在给冯主任做节目的时候，往往都会把一些健身的话题扔给她，看她如何四两拨千斤，温柔地化解。

另外，还有一位印象很深刻的营养学家，就是中国农业大学营养与健康系的范志宏教授。范老师可以说是各大健康栏目的常客，我觉得他应该上过中国所有能叫得上名的省市电视台的一些节目，很多节目也都以能请到范志宏教授为荣，因为他的出现确实能保障收视率。范老师最大的特点就是非常擅长把

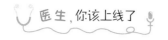

自己的生活和营养学结合起来，让人不会觉得那是一个冷冰冰的学科。在很多专家的讲述过程中，营养学似乎是一个非常理性的、不管人感受的、只管食物营养含量的一门科学，好像在这门学科里人的口味与喜好、餐食的颜色都没有那么重要了，我们只需要摄取食物中的营养成分。但是范志宏老师在节目中可以教大家如何使用榨汁机对食物的破坏更少，教大家如何给速冻的肉解冻既能保鲜又能省电，如何让食物在焯水的过程当中营养流失得更少。这些看似简单，但是背后又有营养学知识的生活妙招，让大家觉得他是一个懂生活的大专家，而还不是一个把自己困在营养学热量表里的学者。所以我记得有好几年的春节特别节目我们都邀请了范志宏老师，他一人就在我们节目当中讲了 7 天，也就是大家在春节放假休息的 7 天。从初一到初七每天晚上都可以看到范志宏老师的身影，而跟范志宏老师的合作也因为他独具魅力的讲解以及基本不会忘词的记忆力，让我们的合作变得非常地愉快，录制非常地顺利。

所以，我们作为媒体人和专家老师在一起做节目的过程，其实是一个互相了解、互相成就和互相成全的过程。在这个过程当中，我们对专家的了解越多，专家对我们节目的了解越深，我们就更能打造出符合专家身份和习惯的节目，这样的节目对观众来说看起来也是更加地舒服。

每个专家有每个专家的性格，每个节目也有每个节目的调性，所以各位专家在上医学节目的时候也可以有所筛选，看看什么样的节目是让自己舒服的，它的主持人、它的导演、它整个片子的调性是不是与你的定位相符合，这样的合作才能长久而有效。

▶ 主流媒体中常见的医学节目

接下来我们为大家粗略地讲解一下，目前在市面上经常会看到的医学养生类节目的几种类型，如果医生朋友们想参与这些主流媒体的医学节目，可以对这类节目进行一个大致的了解。

最老牌的医学节目：CCTV-10《健康之路》

我与很多医生朋友的结缘都是从导演这个节目开始的，以至于很多医生朋友现在见到我依然称呼我为安导。这个节目也是我职业生涯中很重要的一部分，奠定了我对医学节目早期的理解和认识。《健康之路》可以说是中国电视史上最早的医学节目，也是最长寿的几个节目之一。同时期创作的现在还依然存在的电视节目，估计也就是《今日说法》《焦点访谈》《新闻联播》这类已经进入中国人骨子里的电视节目了。而《健康之路》在上了年纪的人的心中依旧是那个主持人后面有一堆小护士在接电话的画面，之后《健康之路》经过数次改版稳定在了现在这个以主持人、嘉宾和专家访谈为主要形式的模式。这个模式之所以如此地长久而稳定，正是因为在这个模式中可以最大限

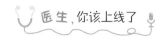

度地发挥医生在节目中的作用，毕竟大家看医学节目是冲着医生而来的。

早些年《健康之路》在全国的医学节目当中确实是独树一帜的，有的时候我们去别的医院采访，或者跟一些观众朋友进行交流，我经常会说："我们是医学节目，而其他的是养生节目，我们虽然不敢保证《健康之路》是最好看的泛健康节目，但是我们可以保证是最严谨的科学节目。"虽然，也有比较厉害的观众朋友给我们寄来很多投诉的信件，或者在网上吐槽一些问题，但是我和我的同事们真的是非常努力地在为大家呈现一个严谨的医学节目，甚至有的时候我们快把我们的选题会开成了医学研讨会。很多专家也称赞我们："你们是不是都去医学院读了个博士？"而很多专家来参与我们节目的过程，也是一个被我们"逼疯"的过程。很多专家说："我写毕业论文的时候都没有这么认真。"我们为了让专家把一个学理能够讲清楚，为了能让老百姓听懂一个知识，可以让专家去查文献、查资料，带着学生做实验，然后更难的是要把它变成老百姓听得懂的语言，或者在现场能够展示的道具，还有可能要做成动画。很多专家不是因为准备内容过于繁杂和细碎被"逼疯"的，而是因为要把艰涩难懂的知识绞尽脑汁科普化、媒体化而被"逼疯"的。

所以各位医生朋友，如果有一天你接到了《健康之路》的邀请，一定要做好准备，我们的导演团队会不厌其烦地跟你聊选题、对稿子、确定内容、确定录像的时间，甚至在录制的过程当中要对你每一句的表达进行精准地把握。可能你会觉得这个过程会有点吹毛求疵，但是相信我，当你站在《健康之路》的舞台上时你就不会这么想了，当节目播出的时候你也不会这么想，相反，你会感谢当时对你每一句话精雕细琢的导演。因为你发现关注节目的人中真的有很多挑毛病的人，也有一些观众在若干年之后可能还会记得你的某一个微小瑕疵，更重要的是《健康之路》的观众当中会有很多你的同行。曾经有上过我们节目的博导在节目播出之后给我们吐槽，他在医院里还被他当年的博导指出他在《健康之路》节目里某一处有问题的表述。

　　《健康之路》是一个生产周期相对比较长的节目，从选题到播出很有可能会持续3个月甚至更久的时间，所以在这里告诉大家一个秘诀：当你被邀请上一档医学节目或者健康节目的时候，为了避免节目播出等太久，如果有可能的话可以做一些跟特殊节日有关的选题。比如说艾滋病日、糖尿病日、高血压日，它的播出时间是确定的，起码不会出现过长时间的延期问题。这是个小窍门。

　　同时，《健康之路》是一个很注重可视化的医学节目，也就是我们努力把医学节目艰涩难懂的知识，用道具、动画、故事、小品等各种形式来表现出来，增加节目的可看性。其实这就是我在第一章讲内容时讲到的"稀释"的问题。这就是对专家换角度讲解和解读问题能力的展现和考验。你会发现在电视里讲科普和在学校里给学生讲课是完全不同的。你必须考虑到观众

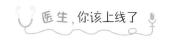

的接受能力，用大家听得懂的话来讲解。

最接地气的养生节目：北京卫视《养生堂》

《养生堂》的诞生在 2000 年之后，到现在也做了挺长一段时间了。《健康之路》和《养生堂》曾经一度是全国最知名的两个医学健康节目，收视率也是不分伯仲的。

虽然它的名字叫《养生堂》，但并不是一个纯中医的节目，也是有西医内容的节目的。《养生堂》有自己鲜明的特点，它最大的特点是亲民化的表达。《养生堂》知名主持人悦悦更是让现场的大爷、大妈有仿佛看到了自己孙女的既视感，接地气的节目主持方式，生活化的语言，让她和呈现出一丝不苟的国家电视台形象的《健康之路》节目主持人高高在上的形象，形成了鲜明对比。

《养生堂》节目对收视率的要求和追求可以说是在所有电视节目当中非常严苛的，一个重要的原因是它是北京台非常赚钱的电视节目，它的广告需要养活全台很多档节目。因此，《养生堂》从节目的创作、选题的规划，以及节目现场的呈现都是为了留住观众，以至于几次改版时舞美设计师都会延续着大红和大黄这样红红火火的配色。一些人略带玩笑地称《养生堂》的舞美一直是西红柿炒蛋色，这和《健康之路》一路走来以蓝色、白色为主色调的冷静严谨风形成了鲜明的对比。

《健康之路》是一档从录制到播出会很慢的节目，而《养生堂》的播出则会很快，《健康之路》一期节目的台本可能需要十几页，《养生堂》栏目录制前可能只需要专家有一张 A4 纸的准备内容。所以，很多专家在参与过两档节目之后，会特别费解，同样是医学节目，为什么有的就如此麻烦，有的就如此轻松简洁。有些专家会认为《养生堂》不够严谨，有些专家也会认为《健康之路》过于复杂，这确实是截然不同的两种评价。

如果您被邀请去上《养生堂》节目，我相信导演会希望你能够有更接地气的表达，更直接的方法。对于你所讲知识的介绍要少，更多的是对生活妙招、生活方法和老百姓视角的关怀。

《养生堂》节目确实在若干年前是独树一帜的，它让大专家变得如此地亲民，很多知名的专家、博导、国医大师来到《养生堂》讲的也都是内关穴怎么按，梳头怎么梳，哪个我们平常见到的调料能快速地治好咳嗽？这些"术"的层面的知识。而《养生堂》也把很多中医知识，例如像祛湿、补肾、补血这些中医概念，以及三七、黄芪、人参这些中药的用途，用非常接地气的方法科普到了老百姓心中。

职业类医学节目:《职场健康课》

随着各个频道的发展，其他频道的领导也都发现一定要有一档属于自己频道的医学节目，所以即使是央视的很多频道，也都开设了属于自己的医学节目。在这些医学节目里 CCTV-2 的《职场健康课》还是做得很有特点的，我熟悉的一些医生朋

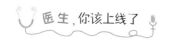

友也参与过这档节目。

顾名思义，《职场健康课》就是对职场人士的健康课，所以在专家和主持人访谈，外加嘉宾参与对话这样的基本模式的前提下，制片人在选题方面会更偏向于面向职场人士，所以在选题内容上和专家的选择上都会更偏向于职业病，例如腰腿痛、肩颈痛、视力问题、甲状腺问题的中医调理、慢病管理及亚健康干预，这类更偏向于职场人士的选题。

所以，被邀请参加《职场健康课》栏目的医生朋友应该多数都是相关领域的专家学者，录制也是比较像《健康之路》的基本模式，访谈的方式，小片的思路也都大体一致，专家老师不会有太多的跳脱感和违和感。

从节目的受众来看，《职场健康课》所面对的观众会更年轻化一些，所以专家和医生朋友在参加这种节目录制的时候，整个语言的状态可以更加年轻一些，交流感会更强，而不用像在《养生堂》或者《健康之路》中语速那么慢，说话可能更希望照顾到老年朋友，在《职场健康课》轻快、调皮、略带幽默的表达会更加适合。

医学科技类节目：《解码科技史》《创新进行时》《时尚科技秀》

这类节目不是专门的医学节目，但其中会有医学内容。比如说《时尚科技秀》就会做一些医疗器械有关的大健康类内容，科技类的产品内容等表现形式也更加地生动、有趣、接地气。这个节目是从科技的角度来进行讲解，其中也会有主持人和专家的访谈，但是更偏向于讲这一类技术如何帮助医生或者患者达到治疗效果的最大化。有的节目内容会提到手术机器人治疗帕金森病的手术方法，髋关节是如何置换的，膝关节是如何置换的，减重手术是如何做的，等等。如果你是一位技术流医生，可以多留意这类节目，在这类节目中可以更好地宣传你对技术的理解、看法和应用。

具有人文关怀的医学节目：《医者》

以《医者》为代表的这类节目，可以说是走出了医学节目的另一条道路，它更像是一个以医疗为核心的纪录片。

如果你接受了这类节目的邀约，一定要做好一个心理准备，那就是大量繁杂的工作和漫长的周期。节目的拍摄从选题规划、准备开拍到实际拍摄，再到后期剪辑会经过一个漫长的过程，而且拍摄的过程需要一直跟拍，各位医生朋友需要协调好工作与拍摄，同时还要协调好医院与拍摄团队的关系，这类节目技术感会很强，会更好地还原一个医生日常的生活状态和工作状态，也更符合人们想更真实地了解一个医生日常工作和生活的愿望。

我一直对拍这类节目的导演是抱有非常高的崇敬之情的，因为拍纪实类的节目是需要付出巨大的努力的，而且还要应对

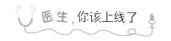
很多突发事件，尤其是拍医疗题材会面对焦灼的家属及患者，这种情况导演经常是需要冒一定风险的。但正是因为他们的坚守才让这个时代的医生留下了一些珍贵的影像，若干年以后，当这些医生成长为老专家时，后辈们能看到这个时代医生是如何行医的。

所以，这一类纪实类的节目虽然难拍，但如果你接受了邀约，我还是希望医生朋友能够尽可能地参与。因为很有可能这一段影像对你来说也是非常珍贵的，即使在现在的工作当中非常地平常，但被记录下来在未来就是很有价值的。

医学演讲类节目:《医心向党》等

近些年因为脱口秀节目的火爆，各个新媒体平台也好，国家的电视台也好，都推出了很多医生的演讲节目。比如说央视的《医心向党》就是一档邀请顶尖医生来讲行业观点、行医经历和看法的节目。

央视一套的《开讲啦》栏目在青年群体当中，口碑非常不错，其中也有很多期的主讲嘉宾是知名的医生。在中国教育电视台也有《师说》，这档节目虽然不是只请医生，但是医生也占了不小的篇幅。另外，在新媒体平台也有类似请医生来做演讲的栏目。

演讲其实是一个古老的沟通行为，早些年国外的 TED 演讲节目也有不少医生朋友的参与。早些年，我非常想制作一档医生演讲类的节目，但是因为各种原因没能实现。在研发的过程当中，我也发现了各种问题及难点，最核心的就是如何让医生在几分钟之内讲清楚一件事情，同时还能讲得好，讲得感人。为了讲得好，编导需要提前和医生朋友沟通稿件、准备内容、设计桥段，还要为对方做舞台表现力的培训。医生工作又很忙，没有办法抽出大量的时间来进行练习，所以节目的效果难以充分地把握，而我今天的这本小册子有很大程度，是在研讨这类节目时被激发出来的想法。因为，在跟医生朋友进行交流的过程当中会发现，无论年轻大夫还是年纪很高的大夫，当上了舞台开始演讲的时候或来做一个科普分享的时候，其实都是非常难顺利完成的。因为在这个环境下没有主持人跟你对话，你要一个人操控全场讲 8 分钟，这其实是一件很困难的事情，而有的节目甚至需要你讲 20 分钟、30 分钟。有些朋友可能会问：反正都是读稿子，有什么困难的呢？你要知道导演可以提前给你写 20 分钟、30 分钟的稿子，在现场你一个人要 20 或 30 分钟连贯念下来不难，但是如何能够做到感人、有内容、让别人爱听，这是一件相当困难的事情。所以，当时做这类节目的研讨所积累的经验也构成了我本书的一部分内容。

北京朝阳医院的陶勇医生是一位非常优秀的青年医生，他在受伤之后接受了很多媒体的采访，也上了一些演讲类、脱口秀类节目。我看过几次他在不同节目中的表现，真的可以感受到他内心是一个很温柔、很坚定、很有力量的医者，同时也看

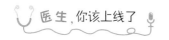

得到,他在脱口秀和演讲这类事情上独特的魅力和进步,能明显得感觉到他在节目中渐渐地释怀和释然,对演讲和脱口秀也更加地娴熟,对节奏和内容的把握更加地充分。

如果有医生朋友,尤其是年轻的医生朋友被邀请从事这样一类节目,我特别建议大家一定要去试试,因为这个过程是非常美妙的。首先,你作为一位医生,无论是参加一个多职业的脱口秀或演讲,还是一个医生群体的演讲都有很大的锻炼意义,在舞台上这8分钟就是属于你的,你要在这8分钟,用语言跟台下的观众来做情感的交流。在这个过程当中,你会得到情感和精神的反馈,那个感受是非常美妙的。哪怕参加的不是一个播出的电视节目,在医院里,也非常建议大家多参与科普大赛等这类活动,这样能更好地锻炼自己。现在科普对于青年医生来讲可以说是一个必备技能,而在科普的过程当中,语言的表达又是重中之重,大家可以通过生活中多练习,为未来参与这样的节目打下坚实的基础。

新派医学节目代表:《大健康观察家》

《大健康观察家》是我自己担任主持的一档节目,也是我带着团队一起研发的一档新的医学融媒体节目。这档节目的从无到有其实是融合了我对之前若干年制作电视医学节目的经验及反思,在现代这个环境下重新思考后的再出发。

做了这么多年医学节目,有几个点一直是我心中的遗憾。

第一，我做了很多年的医学科普栏目，大家经常把医学科普定位在讲知识，为大家普及医学常识和医学概念。这在早些年是完全没有问题的，每个节目都有自己的时代性，在早些年大家吃不饱或者刚吃饱的情况下，你跟大家提别的要求是不符合时代性的。那个时候大家缺医少药，不知道去哪里看病，大家更想知道的就是我怎么样能用小方法治好大问题，如何能花费最少而治好我的病，如何能在家里解决就不要去医院了，就算去医院我找谁、去哪家医院效果是最好的。这一类问题，就是很多主流健康医学类节目的经典范式和选题内容，但是做了这么多年之后，我自己也在反思，我们是不是在把医学简单化，将医生脸谱化，过度地强调了医生和医学的技术性？其他的问题比如站在我面前的这个医生，他为什么能成为今天的一位大医，以前在我们的节目当中是不会去关心和关注的。

第二，我在做节目的前采过程当中，专家会跟我们讲很多他们在从医过程中的故事和经历。这些故事、经历和看法，其实是非常有意义且吸引人的。但是在一个以科普为主导的节目当中，这些内容是不会被选进去的，因为这些内容不算"干货"，容易掉收视率，我们需要留下知识点和快速推演的节目节奏，把情感性和故事性的东西都剔除掉。我记得当时做北京同仁医院耳科主任李永新教授的一期节目的时候，他给我讲过一个故事，他问我："一个西藏的先天性耳聋的儿童和一个北京家庭条件不错的失聪的成人，我给他们用同样的方法来治病是一

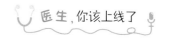

视同仁，但是这样治病能说明我是一个好医生吗？"他说："不能，我应该根据不同的患者采用不同的治疗手段，这样我才是一个好医生。一个西藏的孩子，他不可能频繁地来北京，家庭经济条件可能也非常一般，那么我需要用最简便且经济的方法给他治疗，让他恢复到60%～70%的听力就可以了。而一个生活在北京的成年人，如果他的经济条件还不错，他对听力的要求可能会更高，那么我可以让他多来几次，适当地选用稍微好一些的治疗手段，哪怕贵一点，但是能恢复到90%的听力对他来说可能就是一个更好的选择。"你看李主任的这段讲解，其实是很好的，对患者的教育也是他行医这么多年来自己的心路历程和价值判断，但是在之前我们的节目当中是没有办法讲的，当时我就在想这么好的内容有没有节目可以让专家讲一讲这样的思考呢？

第三，在以前的节目当中，为了能让老百姓更容易接受，我们有大量的篇幅要讲用简单的方法来解决大问题，比如说三块钱买两根葱，或者厨房里的香料都可以成为我们的治感冒的药材；当你空闲的时候，按摩一个穴位，就可以起到强身健体的作用。这些是没有问题的，但是我们人为地把技术排除在了医学之外，依然在节目中过分地谈技术会显得有广告色彩，此外，健康养生节目的观众，毕竟以中老年群体为主，技术谈多了他们又不愿意看，所以节目就渐渐地不愿意谈很多医疗技术的问题。但是，现代医学抛开技术、抛开设备、抛开研发就没法谈现代医学了，所以这也是之前医学节目的一个短板。

第四，一个人得了一种病都是这个人的原因吗？我们在以前的医学节目当中都会归因于个人：是自己没有提早预防，是自己没有提早体检，是自己对健康没有负责，所以病情才在若干年之后恶化了。但是这是唯一的路径吗？其实，疾病往往不是生活在社会里的我们自己主动的选择。生活在大城市的人，睡眠都会是一个巨大的困扰，那你能说生活在大城市的人自己都没有养成良好的睡眠习惯吗？并不是。环境对人的行为的影响是非常巨大的，一个疾病，他不仅仅是医学层面的问题，还是社会层面的、人文层面的，甚至是哲学层面的问题。而我们以前的节目是不会去探讨一个人一种病在社会和哲学的层面该如何看待的。

所以我当时就带领团队一起策划了《大健康观察家》这个栏目，就是想在当今已经非常丰富的医学健康养生节目的"满汉全席"当中，为大家增加一个额外的视角。所以在这档节目当中我会带入自己的思考，让大家去更多地关注以前个人医学节目不太关注的事情。在这档节目中我会与医生来聊一聊你的行业、你这个行业的技术、你如何以你的视角看待世界，我也愿意跟医生一起走进大家的实验室，我也愿意把医生朋友和产业的研究员、科学家甚至医疗行业的企业家邀约在一起，坐在一个桌前讨论，从医生的视角为医疗产业提出诉求，从产业的视角为医生看病提出路径的借鉴。我们希望这档节目能够对现

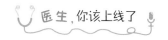

行的医疗产业有所反思，通过医学媒体人的观察提供一些思考的视角和发声的渠道，同时也为医生能够体悟自己的行医之路提供一个发声的平台。

很多已经上过《大健康观察家》节目的医生朋友普遍感觉录制比较轻松，不用那么绷着来做节目。这也是我自己希望达到的一个效果，在谈笑之间讲出医学专家对这个行业和他们自己的认识，如果你接收到了我们栏目的邀请，不妨把思路打得更开一些，从更宏观的角度来为你所处的行业建言献策。

中医文化科普真人秀：《谁是小郎中》

《谁是小郎中》也是我们独立研发的一档新的医学节目，我把它定位为中医文化科普真人秀，这也是因为这些年来对青少年传播国学和传统文化有越来越被国家大力扶持的趋势，很多中医大家在做节目的过程中经常会感慨年轻一辈的中医在继承和发展中医的道路上举步维艰，我们作为媒体人，也非常想为之做出相应的努力。因此，我们在国家大力弘扬中医药文化的背景下，研发了这样一档节目。在节目中我们将孩子带到中药的产地，让孩子们能走进中药生长的环境当中，触摸中药，感受中药。在这个环境中，还会有知名的中医大家带着孩子学习中医药文化，用耳濡目染的方式，在孩子心中种下中医的种子。

以前在做其他医学节目的时候，闲聊时经常跟中医大家聊起，到底什么时候学中医才是合适的，以及家学渊源对于一个中医来说到底是优势还是负担？很多专家也表示，现在的中医药院校的课程设置和培养机制并不能培养出优秀的中医，那么到底什么样的机制，可以培养出优秀的中医，并且让中医的队伍能形成自己的更迭模式？这是一个相当宏大的话题。我们作为媒体人没有办法回答这个问题，但是我们想通过自己的努力，让更多的人在小的时候有机会接触到中医，种下这个种子。

我把这档节目定义为中药版的《爸爸去哪儿》。所以在这个节目里的医学专家，大概会有两个层面的作用：一方面，为大家讲解植物学、药学方面的知识，这是传授知识的作用；另一方面，要讲出药物背后的文化含义，这是更深层次的意义。所以，这个节目对专家文化素养和学术底蕴的要求是比较高的。但在这个节目中，我们多数采取的是聊天和游玩的形式，我会在这个节目中和专家像闲谈一样把孩子们看到的事物稍稍提炼和归纳，将孩子们的所听、所看、所感综合起来，扔给专家请他们从中医药的角度为我们进行解读。这个节目不求深度，但求广度，希望能让更多的孩子觉得中医有趣、有用。

这个节目运行了一段时间，效果还是非常明显的，很多参与我们节目的小演员都会感觉这个节目轻松活泼且很有收获。我自己的孩子也参与了这个节目的录制，让我感到很欣慰的是节目录制完成几周后，孩子还会时不时地提起录制的时候老师讲过的一些中医药知识，可见他对这些知识不但过了脑，还走了心。

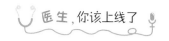

以上节目的文案大家可以扫描下方二维码查看，大家也可以去观看每一个节目的样片，着重分析每一类医学节目，专家在其中的身份定位、能力表现，从而评估自己更适合上哪一类的节目，也可以观摩其他一些专家的表现，相互借鉴。

大家也可以在央视频等平台观看节目。

▶ 电视医学节目的基本流程

接下来我把电视医学节目的基本流程，帮大家做一个梳理和介绍，希望通过这个介绍，大家可以对一个医学节目的产生过程有一个基本的了解。我们在做新媒体节目或者普通的科普栏目的时候，也可以套用相类似的模式，也可以酌情做一些精简或变化。

第一步　选题

之前我谈到过选题的来源，会有两种，一种是根据专家找选提，另一种是根据选题来找专家，然后再确定这个选题方向、具体内容是什么。

而在做新媒体科普节目的时候，这一点会稍稍有所变化，比如有一些科普会由时事热点引发而后制作出来。有一些科普创作者就非常擅长紧跟时事来发掘新的选题，有的时候他们的角度还真是令人拍案叫绝，哪怕看似跟医学没有关系的事情也会从医学的角度进行解读，这其实是挺考验创作者发散思维的能力的。有些创作者甚至能从明星绯闻、社会事件这些跟医学没有什么关系的事件出发找到跟医学有千丝万缕联系的角度进行分析。说白了，这就是我们平常说的蹭热点，但是这个热点怎么蹭，用什么姿势蹭，其实是非常考究的。做热点科普的创作者有一个要求就是要保持 24 小时在线，时时刻刻都要对事件有用自己专业领域内知识去解读的心理，相当于成了一个新闻平台。所以，做热点科普整体来说是非常辛苦的，全年 365 天没有休息日，要一直关注着时事的变化和发展，对医生和科学家朋友们的时间和精力是一个巨大的考验。

还有一类科普作者，对于时事并不太关心和关注，他们的选题也不会来自社会新近发生的一些事情，他们完全按照自己的框架和模式来制作。比如说我之前关注过一个作者，他就是专门讲电影里的美食，他会从营养学的角度对很多电影里提到的一些美食进行分析，如剖析糖类背后的内涵。这类选题并不会因为某一个明星的绯闻而进行改变和调整，但是能不能火却经常跟热点是有关系的。比如若干年前我关注过一个讲《红楼梦》中养生理念的创作者，他把《红楼梦》这部天下奇书当中的中医理念和中医概念提炼出来，还从中医的角度分析了在《红楼梦》中每一个角色的五行，这个过程其实是工作量非常大的，一直不温不火，但是突然有一段时间，大家热衷于讨论《甄嬛传》及其主演孙俪，孙俪是一个养生爱好者，突然间他的

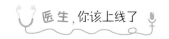

账号关注量激增。所以这种选题的账号是一种守株待兔的经营模式，我虽然不跟随热点，但是需要热点来碰我，就像那句名言所说的，"山不向我走来，我便向山走去"。

所以，对于选题来说，一定要有一个整体的规划。大家在一个成熟的视频作者那儿一定首先要看他是否把一年的选题大致归纳完毕，因为对于医学内容来说，这不是一个非常随机的内容，绝大多数内容在一年开头就都可以定下来。比如说一个中医账号，不管你是什么方向、什么定位，一年的 24 个节气是一定要出节目的，所以 24 期内容也就定下来了，只是说你的二十四节气的内容和别人的有所不同而已。如果你是一个讲糖尿病等慢性疾病的医生，那么每年的糖尿病日、高血压日、痛风日，每年关于慢性病的相关会议的召开时间，以及这一年当中跟环境和气候有关系的这些疾病的高发时间段，你都可以把相关内容在一年之前就列入选题规划。这样操作下来，起码你在年初的时候就知道自己这一年大致做多少视频，所谓"手中有粮，心中不慌"，起码选题图谱和地图在你心里大致的方向就应该有了。

另外，电视台特别流行、特别热衷于做特别节目，"年终特别节目""元旦特别节目""十一特别节目""五一特别节目"，都会让人有一种很隆重的感觉。但是我们在做科普节目的时候，或者你的个人账号在做一些特别活动的时候，我们是不建议大家用这种特别节目的方式来进行的。为什么呢？因为你的特别节目，并不会额外引发其他人的关注。如果你的内容恰好在元旦或者春节更新，你只需要把选题向元旦和春节靠拢就可以了，而没有必要一定要打出一个"特别节目"的概念。但是如果你的节目能在一个相对来说比较公认的节日中构建自己的选题计划了，特别节目还是可以做的。比如说每年的情人节，这种年轻人比较关注的节日，确实可以做一些跟节日内容相关的特别选题。同时，这些选题跟医生、医疗也会紧密联系，我就记得有一年的 2 月 14 日情人节当天，一位变态反应科的医生写了一篇推文和视频来讲"如果你的女朋友花粉过敏，你该怎么办？"当时我真是为他这个选题拍案叫绝。

第二步 文案

这个阶段是很多节目被毙掉的重要的环节，因为它虽然只有一个名字叫"文案"，但它还有很多马甲，有可能叫"文案第一遍""文案第二遍"，甚至"文案第十遍"。有的选题在变成文案的过程中可能要蜕变很多次，最后还是有可能并不能上岸，被毙掉。

文案的一个重要的过程和重要的意义就在于对节目录制过程的推演。你要把这个内容讲清楚，而且符合科学、符合电视的语言，要让观众能听得懂。所以，这个过程其实是电视医学节目的导演与专家进行的一场思维的碰撞和立场的博弈。

有这样几种情况都会导致在节目在文案阶段进行不下去：

第一种，这个内容在选题阶段感觉很好，但是当它变成文

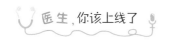

案的时候，可展示的内容很少，不足够撑起一期节目。我曾经想要做一期选题叫作"煮过的水果胜过药"的节目，这期的主旨其实非常简单，就是说有一些患者可能不太能直接吃生冷的水果，所以家人就会把水果给他做熟了吃，这些节目就想讲一讲哪些水果在煮熟、蒸熟之后是有特殊功效的。你看我们的这个出发点是非常好的，但是刚想把它做成一期 40 分钟的节目的时候，就发现了问题，他的内容过于地简单，科学道理也非常地简单，基本一两句话就说清楚了，所以在文案阶段就没有办法进行下去。

第二种，选题阶段想象得很美好，但是在文案进行扩充的情况下，发现 40 分钟根本讲不清楚。以前我试着做过一期选题叫作"腹痛背后"。腹痛非常常见，但是腹部的脏器实在是太多了，所以不同地方的疼痛、不同感觉的疼痛，以及疼痛的时间都会让腹痛变得非常复杂。于是，我们就想做一些节目，帮助大家分析哪些腹痛需要警惕，哪些腹痛可以不用去医院。你看，我们这个想法非常好，但是当我们想把它制作成一个节目的时候，就需要让它简明扼要。于是，在跟专家沟通的过程当中就发现腹痛实在是太繁杂了，光疼痛的感受就有很多种，而且对于疼痛每个人的评判标准又不一样，同样程度的疼痛，有的人已经疼得死去活来了，有的人可能觉得还可以忍受、可以坚持，而你说我的腹痛是隐痛、是刺痛、是胀痛，这在电视上是非常难给大家讲清楚的，因为他不太能用视觉来表达。所以这期节目在选题阶段，大家都觉得很好，但是当他被扩充成一个文案的时候，最终却难以实现。

这一点对于做科普的科学家和年轻医生来说，值得借鉴的地方在于我们不要给自己出太大的难题。我们要把它进行分解，让每一期内容深入浅出、由小见大地讲出知识，其实就已经相当不错了。过于宏大的内容非常难处理而且不讨好，即使你努力讲出来了，观众也未必能够听得清、感受得到。

第三种，一些难以预测的小原因都可能导致前功尽弃。一个节目的诞生，就像一个孩子的出生，可能会经常出现一些令人难以判断的事情让它夭折。比如说，你要做一期乳腺癌的节目，恰好这一段时间怎样都找不到一个愿意出镜的乳腺癌患者，很有可能这个选题就夭折了。再比如说，你开始沟通得非常好的一个内容，中途专家突然由于工作原因被派遣去了别的地方，于是节目又夭折了。所以，做电视节目一定要有一个平和的心态，很多问题可能并不是我们能左右的，但是我们尽力就好。

第三步　台本

台本阶段，其实是一个由知识向电视或新媒体节目转化的重要中间环节，很多医生朋友或科普创作者觉得在这一点上是难度最大的。很多人想知道我如何把一个我认为需要讲给别人听的知识做成一个视频，这个中间的桥段到底应该是什么样的呢？这其实考验的就是由文案变成台本的过程，文案的部分其

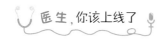

实是可以你怎么想就怎么写，你怎么说就怎么写，但是到台本的部分就要把你说的知识和内容转化成一个在电视层面上或新媒体层面上可以实现的方案，我接下来为大家展示几个我们常见的台本的案例。

这是不同节目台本的例子，有的复杂一些，有的简单一些，但是最核心的是每一个媒体的台本都会有除了知识以外的其他（包括灯光、摄影、道具、镜头、备注，等等）环节，而这些环节恰恰是能帮助科普工作者把自己知识最大化地变成一个优质媒体作品的必要手段。所以，这也是科普创作者在创作科普作品的时候，一定要有的所谓的导演艺术，就是这个原因。你要在准备科普的时候就想到我要用什么样的镜头来拍，我中间要加什么样的素材，需要用什么动画来辅助，需要用什么样的道具来让我的说明更加生动？当你有了这个意识就说明你是一个合格的科普创作者了。

一个导演的工作，在文案变成台本的时候，就会体现出他的功力了。我们在做任何一个节目的时候，提前都会有一个预言和设想的过程，你把这个过程推演得越仔细，你的节目呈现出来就会更加惊喜。我们这类节目其实还算是比较简单的，因为在场上需要调度演员的数量和舞美的复杂程度都要比很多综艺节目简单很多，但是难点就在于把具象的艰涩的医学知识，如何用媒体化的语言展示出来，这是比较困难的地方。一般我们会用以下的方式来进行一步一步地推演，我经常使用的是层级叠加法。

　　在台本阶段之前的文案阶段，我们已经把知识层面的问题解决清楚了，也就是在前一阶段如何讲清楚这个科学知识，其实我们已经推演清楚了，台本阶段需要解决如何将它用媒体的语言展示出来这一问题。这里就相当于我们首先有了一个知识的线索，就是文案阶段的这一条线，与这条线平行的需要有一个道具线，你可以在文案的旁边单独列出一个表格，并写上所有需要的道具，同时在讲到知识的那个部分给他标注出来。这一条线理清楚之后可以再加一条线，一般来说是镜头语言的线索，就是你在整个过程当中需要用哪些镜头来拍摄。有一些科普作者可能是一个镜头到底，不需要调换镜头的，在观众看到的呈现出来的画面上，虽然是一镜到底，但是每一段镜头所体现的风格和内容其实是不一样的，这也需要在对应环节进行标注，同时在可以标注哪些环节需要上下场，需要有不同的人进入镜头。

　　通过这几条线索一个基本的台本就算做完了，这个时候每个人在这个节目当中的位置、作用都很清楚了，整体节目出来的效果相信你在脑海中也已经有了一个大概的想象。其实在我们生活中导演思维也是很有用的，比如说我们准备做菜，我们就会先预想我做出来的菜是什么样子的，然后再根据我要做的这个菜去购买食材、选择烹饪的手段，我们装修房子也更是这样先预想出一个装修的效果，然后按照这样的设想一步步地去

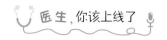

实现，而导演在这个过程当中能够设想得越仔细，你的节目呈现出来的效果就会越好。我们在网上经常会看到很多穿帮镜头的集锦，其实当我们做了导演之后就会非常理解这种情况，因为想在一个电视剧里把所有的穿帮镜头都规避掉，这是不太可能的，这就是还原景象所带来的无法避免的情况。但是，我们设想得越仔细制作出来的节目就会越让人感到惊喜，甚至我们在拍一条科普视频的时候要去仔细想这里面的道具是正放还是反放，给镜头看的是哪一边，给观众看的是哪一边，上场的专家是如何走动的，甚至在电视台某一个道具的产品品牌有没有被遮住都会成为一个重要的问题。所以当你预想得越细节，你在录制的时候，其实是越轻松的，这也是为什么我们的一个电视节目经常前期的策划需要 20 天而录制只需要两小时。很多人对电视工作的一个最大误解就是你们主持人不就是上场说两句吗，多轻松，你们节目不就是过去拍一下吗，一会儿就完事了。正所谓"台上一分钟，台下十年功"，每一位能够上手术台的医生在之前的付出都是巨大的，一位针灸大夫能在你身上一针病除，他背后的功夫也是不可估量的，所以各位科普工作者也要摆正心态，前期的繁杂，是为了让我们最后呈现出的作品更加地准确、精确、明确。

第四步　后期

我们的节目录制完之后，一般会给后期导演交接过去，或者由后期的剪辑老师负责剪辑，前期导演负责对内容进行把控。但如果是新媒体作品，很有可能你录制完之后，需要自己进行剪辑。还有一种情况，可能你本身是一个负责讲解的科普作者，当你录制完之后你的视频是由一个第三方公司来进行剪辑的。这三种情况，具体实操起来会略有不同，但是内核是一样的，就是大家要明确后期的基本功能是要让节目流畅而完整地呈现出来，一方面要给前期录制的内容增色，另一方面是要给前期录制时没有完成的部分来补漏。

　　比如说，我们在节目现场需要采访一位嘉宾，这位嘉宾因为自身的原因或者因为疫情没有办法来到现场，那怎么办呢？我们可以在现场录制的时候与他进行电话连线来弥补，他作为没有到场的嘉宾也能够实时地参与到节目当中来，这就属于用前期的手段来弥补前期实现不足的情况。如果他在现场录制的时间内都没有办法连线怎么办呢？那就只好在后期制作的时候再来补拍一个和他连线的小片，这样也可以实现，但是你会发现，其实效果是不如在现场录制的时候与他连线效果好，而现场连线的效果又不如他能够到现场的效果，但是这就是退而求其次的选择。我记得在疫情较严重的时候，湖南卫视的《我是歌手》栏目很多嘉宾来不了，采用了远程录制的方式。歌手周深就在自己的家里，以一面白墙为背景录制了当期的内容，自己一个人担当了歌手、录音、道具、舞美和厂工的角色，当晚的表现还非常不错。

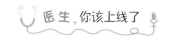

另外，我们电视台在制作后期的时候，还有一个重要的环节，就是补漏。比如说对录制的过程当中一些标识的露出或一些专家的口误进行处理。媒体就是这样，当节目播出的时候，大家用眼睛看、用耳朵听可能会失去你录制时的完整语境，所以同样的一句话在录制的时候会觉得很正常，但是在后期制作节目以及播出的时候，单独看这句话就会觉得有点奇怪，所以要在后期阶段对整体的节目效果做一个把控。另外，对于医学科普类节目来说，知识的准确性非常地重要，我们做了这么多年，医学科普节目被观众诟病的次数其实是非常多的，原因正是每天大量的知识送出，在科普工作者已经非常努力的情况下，各种小错误还是没法完全避免。我们虽然做了多年的医学科普节目，但是毕竟医学不是我们的专长，很多知识解读起来还是会出现错误，而专家老师没办法做到对所有错漏都能及时地察觉，我们在层层审片的过程当中也会有遗漏之处，所以找错是医学科普类节目的另一项重要工作。

在传统媒体和国家官方媒体上，医学节目不需要剪辑得过于繁杂和花哨，但是在新媒体的节目当中还是需要对剪辑下一些功夫的，每一个平台对自己后期呈现出来的作品的要求还是不太一样的。比如说哔哩哔哩平台的科普"up主"就更加严谨，内容风格更加相似，剪辑也会更加精准和精确，略微开点小玩笑、加点小花这是哔哩哔哩的整体风格；而在抖音平台，即使是科普作品，情感化和娱乐化的倾向也是非常大的。因此，需要我们对媒体平台有更深的了解，从而对后期能有更精确的把握。

▶ 电视医学节目制作案例

接下来我以《大健康观察家》为例，详细地为大家讲解一下，我在录制过程当中的细节。《大健康观察家》是我与专家一对一的访谈，这个节目的制作过程与各位医生朋友、科普工作者在做科普时的前期准备是非常相近的，我选择 3 期节目为样本来做一个分析，每期节目都有自己的特点，这 3 期节目分别是我采访李兰娟院士、北京协和医院妇科朱兰教授、中国中医科学院王宏才教授。

对于一个媒体工作者来说，我们一定要适应变幻莫测的工作环境。有可能你的采访是在一个非常宽松、非常自如的环境下进行，双方的时间也都非常地充裕，也有可能你采访的是一个突发事件，并不会给你非常充分的准备时间，而现场的情况也需要导演团队和主持人随时地调整，所以做电视节目这么多年来对我的一个很重大的心理调整，就是学会了随机应变，眼观六路、耳听八方随时调整现场，同时在心里一定要接受随时可能到来的变化。

采访李兰娟院士

采访李兰娟院士的这些节目，目前应该是只有在抖音平台可以看到节目的片段，而不能看到完整版。但是对于我们这样的媒体老炮儿来说，能播出就已经算是万幸了，因为很多节目在经过层层审查之后，很有可能是播出不了的，而每一个电视工作者或者传媒工作者在职业生涯中遇到制作的节目无法播出是必经之路。如果你在职业过程当中没有制作过播出不了的节目，可以说，你一定不是一个合格的媒体工作者，所以采访李兰娟院士的这期节目的结果也是一件完全可以接受的事情。相反，可能恰恰证明了你的内容和题材，以及所涉及的话题，引起了社会的广泛关注。这对一个媒体人来说已经足够了，只是希望在播放的过程当中不要给李院士及其团队带来不好的影响，并且对已经给他们造成的困扰表示抱歉。

因为整体舆论环境的问题，李院士和团队对每一次媒体的采访都非常地谨慎。这一次是因为2022年的医师节，我们希望在医师节请几位在这几年抗疫过程当中有影响力的医生为大家讲讲抗疫这几年他们的生活和故事，以及对未来将要成为医生的医学生给一些指导和建议，说白了就是社会在新冠疫情爆发的第三年已经很累了，需要这些学者站出来为大家加油鼓劲。所以我们《大健康观察家》的团队就联合字节跳动的医学媒体部门策划了2022年8月19日中国医师节特别活动《了不起的中国医师》，在其中就有我采访李兰娟院士的这一期节目。

在邀约李兰娟院士采访的过程当中，仅仅邀约这个环节就花费了一个多月的时间，从走各种审批到最后各个层级的批复及李兰娟院士团队的同意，再到对内容的把控和修改，在前期大家是做了大量的工作的。同时，因为李兰娟院士的时间安排非常地紧，我们也不希望在抗疫还很艰难的时候耽误她太多的时间，所以我们把采访的时间尽量压缩让她在最简短的时间内接受完采访，并且我们制作团队专门从北京赶赴杭州在李院士的办公室里做了这一次访谈。

访谈当天，李院士的时间是这样安排的：早上 8:00 到 12:00 在医院出门诊；中午简单休息一下，随后出席另外一个医学会议；下午 3:00 赶回办公室，接受我们的采访；我们的采访结束之后，李院士还要继续接下来的其他工作。所以，我们在李院士参加下午会议时就提前在他办公室布好了拍摄场景和灯光，调试好了设备。李院士回到办公室之后，立刻开始化妆，然后接受采访，整个过程在一个半小时之内，全部结束。

让我非常惊讶也非常感动的是，李院士根据我们提前给的采访提纲，在如此繁忙的情况下竟然对每一个问题做了逐字稿的撰写，也就是说，我给她提了 10 个问题，她把 10 个问题该怎么回答全部一字不落地写了下来。我说："您完全不必要写呀，这些内容全都是您日常工作的一部分。"但是她说："我一定要回答地非常精确，要避免给观众误导。"

最后的采访非常顺利，我们在一个小时之内就完成了采访，回去之后，后期紧锣密鼓地剪辑，最后完成了节目的拍摄和播出。并且在运营团队小伙伴的努力下，节目产生了很好的社会

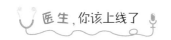

影响和效果，节目播出第二天的各平台热榜上均有这期节目的内容。

这期节目为大家提供的最大的借鉴意义，是我们作为媒体人特别希望在节目录制之前对所有的环节都是确定的、稳妥的和可以预期的，但是这个过程和这个情况是可遇而不可求的。在采访前，我跟李兰娟院士并没有见过，也仅仅是在微信上进行了简短的沟通，正式采访见面时也没有时间做过多的交流，采访的时间也相对于我采访别的专家而言更加地短暂，同时因为疫情问题的敏感性，很多问题也不方便让李院士回答，甚至在采访的前三天，我们出发去杭州的时候还没有确定李院士最终接受采访的具体时间。所以，面对一个突发事件或充满变数的采访过程，是对整个媒体制作团队巨大的考验，这个时候作为制作人或者主持人需要保持强大的镇静让团队安心，让被采访者的团队也要感觉到工作是在稳步进行当中。所以做媒体人做久了以后，我们就会对未知的事物抱有一个充分接纳的心态，既要提前着手努力，同时又要对即时发生的变化有一颗接纳的心。

所以好多人经常说："安宁，你的心态真好！"其实我想说："心态不好又能怎么办呢？"越是一个复杂的工作或者复杂的作品需要很多人来配合的时候变化就会越大，有的时候你不用这样一种开放的心态去接受现有的情况，反而会使情况变得更糟。当我们站远一点、站高一点去看问题的时候可能问题就不再是问题了。在当准备录制一期节目的时候会在很多小问题上跟团队有很多小的摩擦，但是如果我们都一直盯着那些小问题、小摩擦，那么最后的结果一定不会很好。做一个复杂事情的协调工作，其实往往比这个工作里的具体事物更加重要。当我们写一本书的时候，你在家里就可以自己完成，但是当你要编撰一部百科全书的时候，就需要统筹协调集体的创作能力。作为一个科普工作者在早期可能你只需要自己一个人在家里拍视频、剪视频、发视频，但是有一天当你做得已经足够有影响力的时候，需要有团队来帮你做这件事情，这时候就需要具备团队协调能力和领导能力帮助整个团队往前走。我们一直说，要打造自己的IP，其实打造的就是团队的核心。

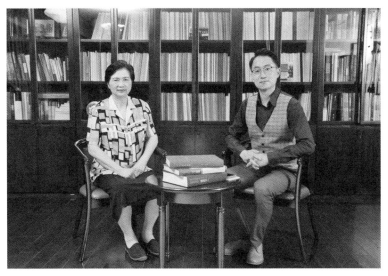

图4-1　对话李兰娟院士

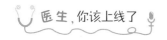

采访朱兰教授

  如果说采访李兰娟院士是一种极端状态，那么采访北京协和医院妇科主任朱兰医生的过程是一个常规状态。大医生都很忙，像朱兰医生这样的北京协和医院大科室主任她的繁忙程度是可想而知的。见面之后，她跟我说了一件事儿，她说她的很多事情都是在车里完成的，比如说吃早饭，比如说电话会议。像朱兰主任这样的顶尖专家已经把自己的时间安排到非常紧凑的地步，是妥妥的时间管理大师。为什么说这一期节目是常规状态呢？因为能上《大健康观察家》节目的医生都是北上广一线城市顶尖医院的专家，在和朱兰主任前期沟通的过程中每一次交流都非常地"短平快"，在极短的时间内老师会迅速精确地告诉你她要讲什么，我们也会告诉她节目如何呈现。几天交流下来，很快就达成了想要讨论什么内容的共识，然后约好时间着手录制。记得第一次约定的录制时间，因为疫情的原因还被延误了，于是朱兰主任二话没说为录制节目协调了另外一个时间，但对录制的开始和结束时间都做了精确的要求。这一点就非常地"协和"，以前我给一位协和医院的专家打电话，这位专家说："安老师，不好意思，我大概28分钟以后回给你。"我当时就震惊了。果然28分钟之后，那位老师准时打给了我。协和专家极其精确和严谨的印象就在我心目中根深蒂固了。

  朱兰老师的录制大概持续了两个多小时。她来到现场之后就非常地配合，对每一个工作人员都非常地客气、和蔼可亲，自己准备的服装也很讲究。作为国内妇科的顶尖专家，不但学识非常渊博，患者评价非常好，团队里的晚辈和学生对待老师更是敬重有加。作为一个南方生长的医生，她身上那种儒雅和温婉的气质与协和医院专业和敬业的特征相得益彰。

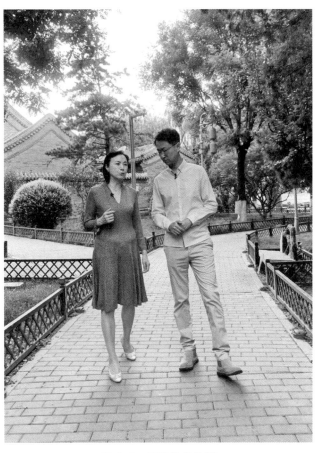

图4-2　采访朱兰教授

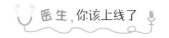

作为一位媒体人和这样的专家进行合作，其实是非常愉快而美好的经历，双方都非常明确自己想要讲的内容，以及对对方可以提出精确的要求，而在录制当中朱老师自己的底蕴也足够应付我作为一个采访者提的略微有些刁钻的问题。和朱兰老师的交流经历对于各位科普创作者来说，最大的借鉴就是前期的准备和策划要尽可能地完善和完备，不打无准备之仗，是对自己和被采访者最大的尊重，接下来我把给朱兰老师这期《大健康观察家》的专家视角的台本给大家展示一下，同时大家可以扫描本节后二维码查看台本来对比一下节目，看看朱兰老师在节目当中的哪些表现是非常可圈可点的。

采访王宏才教授

第三个案例，我要帮大家分析的是《大健康观察家》对话中国中医科学院王宏才教授。

如果说采访李兰娟院士是在高压状态下激发团队的创作和协调能力，是可遇而不可求的，那么采访王宏才教授是在做了非常充分的前期准备和沟通的情况下来录制的，也是可遇而不可求的。

跟朱兰教授在录制节目之前是见过几次的，在录制其他节目时跟朱兰教授认识并留了联系方式，但是我一直没有单独采访过她。跟王宏才教授在录节目之前也仅仅见过两三面，但是非常投缘。我和王宏才教授都是西北人，刚一见面就有几分亲切，聊一聊才发现相同之处颇多。王老师年纪比我大两轮，我们都属虎，恰好当年都是我们的本命年，颇有点儿忘年之交的缘分。更深入地了解之后，渐渐发现王老师作为一个中医专家知识储备极其地惊人，中国传统文化自不必说，中医知识那更不是我们作为外行可以点评的，但他对西方文化的认识，对西方哲学的理解，早些年在全球行医的过程当中对中医文化的推广和普及，以及创造一个全球视野认识和理解中医、中西文化绝对是非常有洞见的。正好在上学的时候，我还学过一些西方哲学、社会学及心理学的知识，跟王老师聊天的时候，脑子飞速地转动，调取被荒芜在记忆深处的久远的知识。第一次跟他见面谈话，谈了一下午，离开王老师工作室的时候，感觉脑袋像高速旋转的涡轮机一样。

在这次沟通当中，王老师对自己要在节目中讲的内容及基本的观点都做了详尽的说明，节目导演也在现场，所以可以说跟王宏才老师的这些节目在前期的准备阶段是最为充分的，甚至对王老师将要讲的故事，我们都是非常清楚的。这对于一个媒体人来说是可遇而不可求的，但另一方面对媒体人也提出了额外的考验。

一来主持人和导演对节目内容有充分的了解之后，就需要进行取舍，节目的走向如何，节目的思路如何落实，如何让主持人和专家的沟通更具有话题性，以及《大健康观察家》的主旨是希望专家能站在更宏观和更高位的角度来对现在的医学现

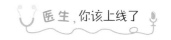

象进行分析。所以当我们知道的越多，其实给我们提供的原材料就会越多。但是王宏才老师这样知识储备极大、善于思考、实践经验又非常丰富的专家给我们提供的素材，往往是密度极高的干货，因此就对主持人和导演消化素材的能力提出了非常高的要求。

刚跟王老师见面的时候王老师有一个非常霸气的开场白，我到王老师的工作室看到了满满两书架的书，我也是爱书之人，于是走过去观赏。王老师说："安宁啊，你看我有两个书架，这一架都是我看的书，这一架都是我写的书。"我大为震惊！你看，我为写这一本小册子已经憋了很久了，但是王宏才老师可以给别人介绍这一书架都是他写的书，这是什么样的功力。令人咋舌！

所以，为了跟王老师做这些节目，我回去不但读了几本王老师写的书，专门又把讲解中国传统文化的一些基本概念的书拿出来重新温习了，同时还找出了康德、黑格尔，以及西方哲学史相关图书复习再来装点一下门面。所以，面对这样一个学贯中西的大学问家，老师本又给予了像我们这样的后辈非常大的宽容和期望，那我们只能用自己的努力来尽量不辜负老师的信任，所以可以说这一期节目是我做得非常辛苦的一期。同时我也可以附上二维码，请大家进行节目台本和节目成片的比对。

可能你看完节目之后会问："你不就在节目中问了一些看似

也并不怎么高深的问题吗？你前期做的准备体现在哪里呢？"这是很多人对媒体人和主持人的不了解造成的，其实当你没有做准备的时候，坐在这些大家的对面你是会发怵的，你能从容淡定地跟他们对话，这就是前期准备最大的作用。并不是说前期的准备会让你在节目中显示出自己有多博学、做了多少准备，而是通过你的准备能激发出坐在对面的老师讲述的欲望，这就已经非常难得了。

我经常和一些做科学类、经济类、法制类节目的主持人进行沟通，因为这些节目的采访嘉宾多数都是行业精英，而作为国家官方媒体的主持人，采访的更是精英中的精英，很有可能坐在你对面的恰好就是这个行业的基本准则和规则的制定者。因此，你的努力和前期的准备绝对不是让你要在专业知识领域跟对方进行 PK（挑战），这不但是不现实的，也是不应该这么想的，但是你前期的准备却可以让你在对方回答的过程当中，找寻到可以继续发问的点，而不是在对方的讲述过程当中，你只是默默地点头。

另外，跟像王宏才教授这样的大学者做节目的时候，内容的充沛反而会给导演布置很多难题，就是在专家可以讲的这些内容当中，我要做大量的准备工作，其后才能选择出我要讲什么。所以大家看到的是简单的文案，但其实导演在其中也做了很多深入的工作。如果专家说，我有三点可以讲，我们的节目需要两点，这样选择余地小，反而让做功课的难度没有那么大。

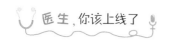

但是像王宏才老师这样的博学型的中医专家，他讲的内容可能有一百点之多，那么我们如何在他可以讲的这么多内容当中筛选出我们想要表达的，同时还要适合我们节目的风格和定位，这就对前期导演的准备工作提出了巨大的考验和挑战。

所以在跟王宏才教授做节目之前，我们见过三次，每一次都做了充分的沟通，这在做节目这个过程中也是极其罕见的，我们也不太可能和每一位专家都做这么充分的沟通和交流。所以你看我们列举了三个节目，每一个节目都有自己的特点，但我觉得基本可以涵盖我们经常会碰到的几种类型。

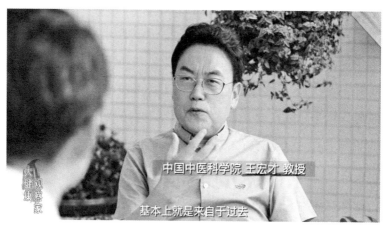

图 4-3　采访王宏才教授

好了，讲完采访三位专家的经历，我们来总结一下：

采访李兰娟院士最大的难点在于不确定性，所以对于节目的制作者和主持人来说，我们要对不确定性抱有一个开放的态度，尽人事，听天命，把未知的事情交给老天爷，这样做结果反而不会太差。

采访朱兰教授是属于非常常规的节目制作方式，但能碰到这样业务水平和人品双优的专家是一个节目的福气。如何在规定的时间内完成基本动作，并且还有加分项，这是这类节目需要去讨论的。

而对于王宏才教授这样的大专家大学者，前期因为机缘巧合和专家的垂怜，对节目组给予了巨大的信任，给了很长的沟通时间，但难点在于选材和取材。当选择过多的时候，节目组要在可选范围充沛的情况下，选择自己想要表达的点，这是对整个团队构思能力、策划能力的挑战。

这三期节目大家可以扫描下方二维码或在央视频等平台搜索《大健康观察家》观看。

↘ 第五章

练起来！语言训练技巧大揭秘

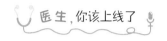

▶ 医生讲科普时，普通话是否重要？

其实不光医生、科学家，我辅导的一些企业家对演讲时自己的方言也是十分在意的，老说自己普通话不标准，不敢演讲。其实没有必要。

我的观点是：标准普通话锦上添花，略带方言反而塑造个性。

我在做节目时，初次见专家，确实会考虑专家夹杂方言的讲话是否容易听得懂的问题。只要不是特别影响理解，一般都还好。当然，我也碰到过确实因为所用的方言太过难懂，被节目组婉拒的专家，那确实没有办法。但有时我们会权衡考虑专家整体的特点，并不会因为普通话不标准而一票否决。

我举个极端例子，中国中医科学院望京医院的肖和印主任和温健民主任，他们两位的口音其实是比较浓重的。当时做节目时，节目组就讨论：怎么办呀，观众能听懂吗？但最后都因为二位专家在各自的领域不可替代的角色，我们在节目里还多次邀请他们。因为节目配有字幕，整体收视效果还不错。肖主任是儿科专家，很爱笑，对孩子总是笑眯眯的，让人不自觉地忽视了他的方言；而温主任是骨科医生，人也高大帅气，一口广东口音，当时在节目中我们就说有种"归国华侨"的即视感。"广普"的讲解有时候会让观众有些误解，主任又认真地给大家

126

解释，急得满头大汗，反而让人印象深刻。

现在越来越多的 70 后、80 后医生涌现出来做科普，普遍普通话都还是不错的，不太会成为一个特别的障碍。相反，如果略带口音，有时候会有加分。

这么说你可别不信。口音是人重要的标签，而大家对不同口音会有一些"刻板印象"。虽然这些刻板印象有些以偏概全，不够客观，但确实是一段时间内大家的整体态度的体现。大家回忆一下早年的央视春晚的小品节目，你有没有发现，商人都是广东口音，当兵的都是山东或河南口音，新疆人也都是那种"羊肉串"口音。

而在医生的行列里，东北话那种自带的幽默和喜感，也会体现在东北籍医生的语言里。做节目过程中碰到东北医生，我们下意识地就认为他不会太紧张，有幽默感，爱讲段子。虽然这样比较武断，但确实会在节目中有所体现。而这种表达，观众也很受用，会大大减少医学科普的疏离感，容易让观众觉得这个专家讲得很接地气，而不是那种特别居高临下地给我讲知识。

我们在《健康之路》节目中多次邀请的中国疾控中心（中国疾病预防控制中心）的张宇老师，其实属于东北口音并不重的年轻专家，但整体表达俏皮又有趣，反而让人觉得他的科普特别有喜感。

所以如果你的表达略微夹杂方言，千万不必因此而苦恼，

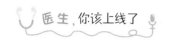

完全没必要试图练就专业主持人的普通话，费力不讨好，不妨从以下几个方面考虑一下，增加自己的特色。

1. 你的方言里有没有哪个词全国知晓率特别高，比如河南话的"中"，四川话的"耙耳朵"，或者一些最近突然火起来的方言词汇，再或者你常说的某个家乡词汇。

2. 看看这些词汇能否偶尔露出在你的科普演讲、科普视频里，起到画龙点睛的作用。

3. 某些专业内容用方言来讲，往往会有奇效。早年间拍节目，一个护士用河南方言给我们讲解"七步洗手法"，把这洗手法的七个字"内、外、夹、弓、大、立、腕"用河南话念出来，我现在都不记得这个护士的名字，但我对她的讲解和说河南话的表情还印象深刻。

▶ 训练自己的时间感

如果大家看过一些主持人大赛或者辩论赛的视频，会发现很多选手在一分钟或两分钟的讲述过程中，往往能将时间控制得特别好，恰好在最后一秒完成最后一个字的讲述。很多朋友都惊讶，为什么可以有这样的能力，这是主持人特有的能力吗？其实不用惊讶，这样的能力经过训练，你也可以。

时间对于人来说，其实是一种感知，当有了钟表以后帮我们把这种感知变得更加具象，但我们每个人感知时间的能力，其实是不一样的。大家不妨跟我一起来做这样一个练习：你拿一个秒表计时，开始之后，就把秒表放在一边，这时候请你感受时间的流逝，并且觉得到 1 分钟的时候就去拿起秒表看一看，现在到底过了多久。

每个人对时间的感受是不一样的，同样是 1 分钟。有些人可能 40 秒、45 秒就拿起了秒表，而有的人可能已经过了 1 分钟才会拿起秒表。

这个练习就是让大家感受 1 分钟的长度，在没有钟表的情况下，完全凭自己的感觉去感受时间的长度。

下面我们再做第二个练习：计算一下，1 分钟内你讲话的字数。拿一个你平常工作中或者生活中能用到的文本，可能是一段会议纪要，或者是你平常讲话的一段内容，用秒表来掐时间，到 1 分钟的时候停止，数一数自己到底说了多少字。可以多做几次取平均值。

通过这样的练习是要我们在两个维度上确定咱们语言的容量：第一，在时间感上我们去感知 1 分钟的容量到底有多大；第二，在 1 分钟当中，以我自己的语速能装进多少字数。这样你在做演讲，尤其是即兴演说，或者在做科普视频的时候就知道了，自己应该准备多少内容。

我们在做节目的时候，经常遇到专家洋洋洒洒写了很多字的稿子，但是交给导演之后导演会说："老师，你准备得太多了。"很多医生朋友觉得不可置信："我就写了一些内容，怎么会

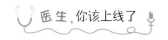

就多了呢？"正是因为你对一定时间范围内的表达能承载多少内容没有一个概念，于是真正开始录的时候，就发现自己准备的内容根本录不完。

当你做完以上训练，你会发现你 1 分钟能讲的内容也就是在每分钟 220 ～ 250 字。也就是说，如果你准备一个 3 分钟的科普内容，你只需要准备 750 字左右。是不是让你大跌眼镜？怎么会这么少？确实是当你做一段时间科普你就会发现讲得长一些很容易，难的是如何在有限的时间、有限的字数里能表达清楚自己想要表达的内容。所以说，来让我们做减法吧，朋友们！

既然我们明确了，如果要做一个 3 分钟的科普内容或者演讲，相当于一个千字以内的小作文，那么你就必须在这 3 分钟当中做到惜字如金。怎么个惜字如金法呢？就是你要破除之前"哎呀，怎么说 3 分钟啊，3 分钟好长啊"这样的想法，而要变成"3 分钟，时间非常有限，我不能浪费每一个字"。于是，我们用精准的用语言表达出自己的内容，不要浪费字数，少出现口头禅，少出现"啊""嘛""你""了"这样的语气词，也要尽可能地让内容更加地充实，更重要的我们要学习讲话的结构。

可能你也会听到这样的词"抖音体""快手体"，什么叫作"抖音体"呢？就是人们把在抖音这个新媒体平台中传播较好的语言的样态称之为"抖音体"。此外，还有"快手体"，就是在快手这个平台上大家更喜欢的话语方式。如果你回想一下小的时候，听电视里的《新闻联播》是不是也会有一种固定的印象，觉得《新闻联播》的播音员就一定要用那样一种很"《新闻联播》"的语言样态来播音。

我们每一个媒体平台其实都有属于自己的话语样态，这既是一种标签也是一种标志，这也是一种特别自然的现象。大家在听音乐的时候也会发现，为什么现在的流行歌曲一定要有几句铺陈，加几句副歌和高潮，再加几句桥段再回到副歌这样的一个模式呢？因为这个模式是最容易在 4～5 分钟的流行歌曲时长里最大化地表现情感的方式。而在古典音乐当中的第一主题、第二主题再加上变奏，动不动就三四个乐章，十几分钟甚至几十分钟的乐曲，不太适合在现在的媒体环境当中传播。

所以，做科普也是一样的。在现在的媒体环境中，大家更容易接受的就是 3～8 分钟的科普内容。所以，我们不妨先从 3 分钟开始练习，找到一个适合 3 分钟表达的语言样态和语言结构模式。

那么 3 分钟的一段小科普怎么去设计结构呢？最简单的方式，大家可以用我们之前在内容和传播的章节当中讲到的来试一试看能否构思出一个 2～3 分钟的科普内容。

我们来做这样一个练习，请你在你的领域里选择一个你想介绍给别人的基础而核心的概念。假如说你是内分泌科的大夫，但是你能否为大家讲一讲，到底什么是血糖？假如说你是骨科大夫，能否为大家讲一讲，什么叫作腰椎间盘突出，以及它和

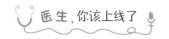

膨出的区别？如果你是一个中医大夫，能否为大家讲为什么我们常说"肝郁"，而不常说"肾郁"或者"肺郁"？

这些概念在你的领域里是非常基础的概念，但是对于老百姓或者其他行业的人来说其实是陌生的概念，那么在这种情况下如何在 3 分钟内给别人讲清楚，其实是很考验功力的。

讲解的方法有很多，大家可以参考我们讲内容和传播的章节里面提到的一些技巧和知识点，但我们提示大家最不好的方式就是上来告诉大家你讲的这个核心概念的定义。比如说"大家好，我今天跟大家讲什么叫作'肝郁'。肝郁就是……"这是最无聊的一种开场方式，接下来的内容也不会有人想听。所以，我们可以选择一种更巧妙的开头，比如说情景化的开头："平常生活中什么样的表现会在中医看来是肝郁的表现？"患者或观众在什么样的环境下会有什么样的感受，其实是我们要试图表现的。"当我们身体出现了什么样的反应说明我们的血糖发生了波动？"你看，先用情景化的带入手段能够更好地将大家带入到你的话语当中，让大家本身和这个概念没有什么关系的情况下建立一个联系：哦，原来我的生活跟你讲的概念是有关联的。

所以 3 分钟的科普视频或者小的演讲是非常适合运用以下这个语言结构的：建立联系、讲解原因、给出建议。

建立联系就是用观众熟悉的一个感受建立起他和你要讲的这个核心知识点之间的联系，让他知道：甲就是乙。

讲解原因就是讲解刚才的这个情景当中所出现的知识点，

以及科学地归纳总结。

给出建议可以是针对以上问题，你给出的一些调整方法和建议。

我用播音里的一个概念，作为一个例子为大家讲解一下。

医生朋友可能很少听过一个词叫作"对象感"。对象感是播音主持专业里都会听到的一个词，但是我相信医生朋友们可能很多人是第一次听到。你看，这就是隔行如隔山，因身处不同的领域，可能对别人很熟悉的东西，对我来说却很陌生。这个感觉就有点儿像你给其他的观众去讲一个你认为非常熟悉的概念，对别人来说不也是非常陌生的吗？我们用刚才的这种方式来试着讲解一下。

第一步：先建立联系。

"当你在录科普视频的时候，是不是感觉一看镜头就不知道跟谁去讲话，录出来的视频效果也不好，两眼非常地空洞、没有神，语言也平平无奇，就像在念稿，毫无节奏感可言？以上这个问题怎么改变呢？今天我想给你讲解一个播音学里非常有用的概念，叫作'对象感'。"

你看，以上就是我们建立联系的一个开头。我们先给大家讲述了一个在做科普视频的时候经常会遇到的问题，那就是两眼无神、空洞乏味，不知道该跟谁去讲。但是，该怎么解决呢？我们先给大家建立起一个联系，要想解决这个问题你就要知道一个概念叫作"对象感"。好了，这就是第一部分的内

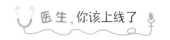

容——建立联系。

第二步，我们需要讲解原因了。

"你之所以会出现上面这样的问题，是因为你对着镜头总感觉那不是一个活生生的人，不知道怎么跟一个镜头来进行交流。所以，这也是我们在学习播音学及培训医生的时候最需要大家去学习的一个点，需要你把镜头当作一个活生生的人，要透过镜头看到观众，也要想象镜头后面的观众在与你进行交流，你每说一句话要假设观众的反馈，你提的问题要假设观众有回答的愿望，这样你就能避免很平淡地表达。"

第三步，我们再来讲讲"该怎么办"。

"当你在写科普的时候，不妨多写一些疑问句，当你说出这些疑问句的时候既可以统领全文又可以增加科普的对象感，也要假设你对面的观众在回应你的问题，同时在跟你互动。你提问的时候要多停顿几秒，观众才有时间去回答你的问题。你可以这样试一试，是不是科普就变得不那么平淡了呢？"

你看，通过刚才的这三步是不是将大家不太熟悉的"对象感"这样一个新概念很好地做了科普？大家可以试一试用这样的方法来讲解你的领域里很熟悉的一些词。

▶ 准备科普演讲或者科普作品时需不需要写逐字稿

逐字稿就是你要把你将要在现场说的内容一字不落地提前

写下来并背诵好，然后现场再去说。在需不需要写逐字稿这件事情上很多人有不同的看法，今天我们就来聊聊这个话题。

首先，如果你是一个刚开始做科普的人，或者要准备一个很重要的科普晚会的发言，我建议你一定要写逐字稿。因为，只有在写逐字稿的过程当中你才能很清楚地把握整个表达的脉络，并且及时修正。如果只是写一个提纲，上来就讲，作为一个刚开始做科普的人来说表达的效果一定很差。

可能有人会说："我如果写了逐字稿，我背诵的痕迹就会很重，就感觉很不自然，说起话来像一个机器人。"那么我会说："这是因为你缺乏练习的缘故，永远不要相信所谓的'不背稿就能自然讲'的谎言。"

现在很多平台都有脱口秀的节目，可以说，所有脱口秀节目的稿子都是经过千锤百炼的，光在文本阶段就需要打磨很多次，然后给到脱口秀的讲演者的时候，他在语言层面、表达层面还要继续打磨。所以，大家看似漫不经心的脱口秀，其实是付出了巨大的练习成本的。大家可以在网上观看一下之前央视的《主持人大赛》，很多网友都说看央视《主持人大赛》感觉是在看神仙打架，每一个选手精准的表达和一字不差语言都让人赞叹不已。但是我可以告诉大家，每一个选手在自备环节的稿子都是经过精心打磨的，其中有些选手是我的朋友，我也参与过帮助他们改稿的过程，改七八遍那是正常，改十几遍也不为过。所以，每一个在台前松弛自如的表现都是由背后艰辛而刻

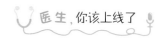

苦的努力造就的。

看到刚才所提的问题，有些朋友会说："我如果背逐字稿就会有一种念稿机器的感觉，怎么办呢？"确实是需要练习得一字不差地把稿子念出来，这只是最基础的一步。另外，还需要注意调节以下几点：

第一，你有没有假设并设计观众的反应？之前有一个段子说给领导的稿子当中，某一句话后面还打了括号，写着"此处应该有掌声"。我们往往把它当一个笑话来讲，但是当你去准备一个科普演讲，或者一个科普视频的文案的时候确实是需要准备得这么细的，是需要去预设观众听到这句话时候的反应。不只是标注"此处应该有掌声"，还应该标注出"此处应该有沉默""此处应该有思考""此处应该有感动"。当你每念完一句话能细致地感受到观众听完这句话的感受的时候，你就不会像一个念稿机器一样。做到这点，完成念稿这件事情而就可以变成很好的交流。

第二，你有没有设计自己的肢体语言？当一个人登上舞台或在镜头前的时候，语言只是他表达的一部分，其他的如他的面部表情、肢体表情，甚至服装都会是他表达的一部分。所以，你的手该怎么摆，你的身体该怎么移动都会是你需要去关注的一部分。有的时候我们会嘲笑那些伸出手向前 45 度表示"你请讲"这样模式化的肢体语言，但是并不代表我们的肢体语言不需要设计，反而证明他设计得过于简单、过于武断、不那么自然。当你不去设计直接出现在视频里，你自己回看的时候都会觉得万般地奇怪。

所以，对一个讲科普的初学者来说，练习语言和演讲最好的方式，就是将一篇稿件练到有肌肉记忆。当你把一篇稿件练习得纯熟到可以控制观众的反应的时候，才说明你真正地触摸到了演讲的精髓，用这样的方式去讲科普想不抓人都困难。

如何克服对镜头的紧张感？

之前提到过很多大的专家在面对手术的时候，面对患者的生离死别的时候都不会紧张，但是当来到电视台录节目的时候，面对黑洞洞的镜头就非常地紧张，甚至紧张到说不出话来。这个问题怎么解决呢？之前跟大家提过紧张的原因，是因为你对这个环境和所做的事情不熟悉，熟悉了之后就不会紧张了。那么，如何熟悉呢？我们就需要一步一步建立自己熟悉镜头、熟悉节目录制的过程。

第一步，我们要对自己的稿件内容非常地熟悉。当你准备好一篇科普作品的时候先不要对着镜头，而是把自己关在一个没有人的房间大声地念出来，用饱满的情绪，夸张的动作，甚至附带着不同情感来进行一遍一遍的演讲。这个过程是要让你达到一个忘我的过程，当你在封闭的环境里达到忘我的状态，能把这篇稿件没有负担地讲述出来的时候你就完成了第一

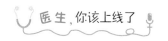

步——增加了自己对稿件的熟悉程度。

第二步，是对环境的熟悉。稿件已经非常熟悉了，那么我们离开自己的屋子换一个房间，比如说客厅，比如说没有人的教室，再或者是一个没有人的公园。你在这样的环境里大声地去演讲，表达你的观点，尝试着练习三四个环境下来之后，你就会发现把这个环境换到舞台上无非是增加了一个场景，紧张程度就大大地降低了。

第三步，是找人倾听。当以上两步都完成之后，相信你面前出现一个人时也并不会让你紧张多少。可以先从自己的熟人开始，当然有的朋友会说给熟人演讲比给陌生人演讲更容易紧张，这个就因人而异。可以找两三个朋友一起来听一听看看他们听完你的演讲有什么样的感受。经过这三个环节的练习，相信你的紧张感会大幅度地降低。

第四步，再来面对镜头。我们在上学的时候老师经常安慰我们，把镜头就当成一个玩具或者一个玩偶。你可以把它想象成 Hello Kitty 或皮卡丘，你也可以把现场的观众想成萝卜和白菜。这样一步一步训练下来，相信你就离纯熟表现越来越近了。

▶ 慢练，是良好表达的前提

小的时候我们都有说绕口令的经历，几个小伙伴在一起来对比谁说的绕口令更快，经常囫囵吞枣地顺过去。其实我小时候也是这样说绕口令的，但在读大学的时候播音系的老师才告诉我们念绕口令重要的是要念得清楚，如何能念得清楚又快速呢，就是要慢练。

其实，在学习别的技能的时候也会这样。钢琴老师在教小朋友弹琴的时候都要求小朋友能够慢练；打羽毛球的时候，老师也会要求把每一个动作做得准确之后再连贯起来。分解动作其实就是慢练的一部分，而我们在演讲和口播的时候也是需要慢练的，你试着用比现在慢一倍的速度来念你的一个科普作品你会发现很困难，你很难坚持下去。当你把每一个字字正腔圆地很慢地念出来的时候，你会发现这是一件很累的事情，但是值得我们坚持。

如果你参加过我线下的语言培训课程就会发现，慢练是我们一个重要的训练手段，用这个方法可以让很多词不达意的同学慢慢找到语言的感觉，也可以克服紧张，同时你还可以更加关注自己的肢体语言，让自己的情绪更加容易找到着陆点。

大家可以随便找一篇自己以前录视频时候的文稿，用这个文稿作为素材，如果当时这个稿子录制时间为 1 分钟，你试着把它用很慢的速度来表达延长到两分钟，甚至 3 分钟。用像念古诗一样摇头晃脑的方式把这篇稿件念出来，一开始你会有点不太习惯，但是请坚持下去，把这个过程练习好了会对你正常速度的表达产生很好的效果。

如果你用这样的方法将这个稿子练了 10 遍甚至 20 遍，下

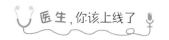
面你再试着用正常的语速练习这篇稿件，你会发现这个稿件的每一个字都比之前在你脑海中更加地清晰。这就像我们在弹钢琴、拉小提琴的时候，把每一个音经过慢练，都明确了他的位置及手型，再到正常速度练习的时候就不容易犯错了。

▶ 参考样稿

以下是我之前录制节目时的一些稿件，每类摘录几例供大家参考。大家可以体验不同类型节目所需要的不同的文本样态，同时也可以拿我的稿子进行练习，或者也可以把同样的话题重新说一次，相信经过之前的训练，你能说得比我更好。

知识类

稿件一：为何世界卫生组织要用毒蛇作为标志？它隐藏着怎样的符号学知识？

你看这个标志，一条缠绕在树枝上的毒蛇。你会不会觉得它像一个试图毁灭世界的神秘组织的标志？但其实，它是世界卫生组织的标志。

那为什么一个以治病救人为宗旨的组织会用一个让人毛骨悚然的毒蛇作为形象呢？

这个图有一个很长的名字——阿斯克勒庇俄斯之仗，它来自古希腊的传说。在传说中，"医神"阿斯克勒庇俄斯就拿着这把手杖。在这里，蛇因蜕皮象征着更新、恢复、好转、疗伤。而木棒代表着人的脊椎，代表人的生长、进化。整个图标代表着医生的神圣使命：治病救人，挽回生命。

所以，不光世卫组织，世界上大多数的医疗组织都会用到蛇杖的标志。比如：中华医学会、美国医学会、世界医学会。

标志是符号学里非常有代表性的部分，其实我们人与人的交往，就是依靠符号学的含义来互动的。送玫瑰代表爱你，翻白眼表示不屑，摇头表示反对，点头表示认同。这些符号被赋予某种含义，正是人类为了简化交流成本而形成的。你给她送了玫瑰花，她接受了，约定俗成地说明她接受你的追求。但如果女孩不收你送的玫瑰花，那就是用拒绝花来拒绝你，这种方式相对温和一些。

另外，很多仪式也是含有符号学意义的。人类学家会说，婚礼的一个重要意义，就是向外宣布俩人的关系，让其他的追求者断了念想。

但是，符号的意义会受到很多因素的影响，比如文化，不同文化对于不同形象有着不同的含义解读。在西方猫头鹰代表了智慧，但在东方，猫头鹰显然没有那么崇高。狐狸这个形象，西方文化中的寓意更偏向于聪颖，东方文化则更偏向于狡猾。

再比如我们常用的各种表情，在不同年龄人的眼里有着完全不同的含义，如😊，如"？"。在与不太熟悉的人聊天时打出问号，可能会引发对方的不适。如果我看到对方打问号，可能

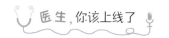

就会拍案而起，我内心的潜台词是"你要干啥"。

再比如一些符号会随着时代的变化而变化，如"求包养"这三个字的含义。除此之外，还有"黄色"，从高贵的颜色变成了不入流的暗示。"蓝色"，在现在多了一丝难以言说的暧昧气息。而"粉色"，在拿破仑时代绝对是硬汉色，现在很少有男性打扮得一身粉嫩。

还有一些词汇，比如"同志""小姐"，甚至"爸爸"，都随着时代的变迁而产生了符号意义的更改。

好，言归正传，说回我们的蛇。即使是同一个形象，在同一个文化中，有时候会包含完全不同的含义。西方的蛇会引诱偷吃禁果，但也会暗示着智慧。中国的蛇有不好的含义，但也有着白娘子这样附有中国人复杂情感的符号。关于白娘子在中国文化中的符号学隐喻，我们之后会专门说一期。

但其实，符号给我们带来的意义，不是符号本身，而是你自己对自己的暗示。如果你坚信一个普通的石头会给你带来幸运，不用管别人，只要去相信就可以了。因为带给你力量的，不是石头，而是相信本身。

稿件二：对症下药

我们常说"对症下药"，为什么不说"对病下药"呢？这要从华佗说起：

倪寻和李延两人都患头痛、发热，一同去请华佗诊治。

华佗经过仔细地望色、诊脉，给同样是头痛、发热的俩人开出两个不同的处方。

两位患者一看处方，给倪寻开的是泻药，而给李延开的是解表发散药。

他们想："我俩患的是同一症状，为什么开的药方却不同呢？是不是华佗弄错了？"

华佗解释道："倪寻的病是由于饮食过多引起的，病在内部，应当服泻药，将积滞泻去，病就会好；而李延的病是由受凉感冒引起的，病在外部，应当吃解表药，风寒之邪随汗而去，头痛也就好了。"

两人听了便回家将药熬好服下，果然很快都痊愈了。

你看，中医强调辨证治疗，病证虽一，但引起疾病的原因不同，治疗方法也就不一样。我们常说的一句话"透过现象看本质"也是这个意思。

你今天心情不好，可能是跟男朋友吵架了，也可能是丢钱了，还有可能午饭中吃出了头发。你看，同样是心情不好，原因很多吧。后来，人们常用"对症下药"这个成语比喻针对不同情况，采取不同方法处理问题。这正是中医的神奇之处。

稿件三：呆若木鸡

我们常用"呆若木鸡"来形容一个人呆头呆脑，但其实这是一个不折不扣的好词儿，而且是对人极高的赞美！

这一成语来自《庄子》木鸡斗鸡的故事。

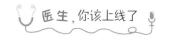

故事是这样的：

古代，有一位专门训练斗鸡的名手叫纪消子。一天，君王让他代为训练一只斗鸡。10天过后，君王询问训练情况："进展如何？"纪消子立刻回答道："时机尚未成熟，它杀气腾腾，一上场即横冲直撞。"

又过了10天，君王再度询问，但纪消子还是回答说："不成！它只要一听到斗鸡的叫声，便马上斗志昂扬，无法控制自如。"

又过了10天，君王又来询问此事，说："怎样了？现在该可以了吧！"纪消子仍然摇头，说："还不行，它只要看见斗鸡的身影，便立刻来势汹汹，火爆蛮斗。"

最后10天很快过去了。君王走到纪消子面前时，终于得到了纪消子满意的答复："大功告成！如今它置身竞技场，不论其他的斗鸡如何挑其怒气，煽其斗志，它都如木鸡一样，无动于衷。现在，无论什么样的斗鸡遇见它，莫不落荒而逃。"

中国人强调的"大道至简"也是这个道理。当一个人有了足够的修为，便会沉静内敛，从容淡定，达到不战而胜的境界。

每天早上起来，我们不妨跟自己说一句：今天你木鸡了吗？

稿件四：自强不息，厚德载物

在所有大学的校训里，清华大学的校训是我非常喜欢的。

"自强不息，厚德载物。"它来自《易经》。"自强不息"的原文为："天行健，君子以自强不息。"这是象传的文字，意思是天（即自然）的行动是如此地刚健有力，所以君子做事情要自强不息，要不停地努力地奋斗。

易经里64卦第一卦就是这个乾卦，就像武侠小说里头，降龙十八掌的第一式叫"亢龙有悔"一样，刚劲勇猛，主人公郭靖只学了这一招，就打败了很多高手。清华大学的校训，前四个字"自强不息"，采用的就是来源于《易经》的这一个成语。

"厚德载物"，大家也是耳熟能详的。"地势坤，君子以厚德载物。"大地的气势，是如此地厚重和温和，你作为君子，你的品德就要学大地，要温和，要厚重。用这样的品德去承担社会给你的责任，这是做人的道理。

所以清华的校训真的很赞，可不是随便选了俩成语哦，是值得我们所有人去学习如何做人、如何做事的道理。也就是说做事要自强不息，做人要厚德载物。

稿件五：病入膏肓

人们常用"病入膏肓"形容病情严重，难以医救。

可为什么病入膏肓就不好治了呢？中医认为，病在表好治，病入里就不好治了。而膏肓是一个人体重要的穴位，这个穴位在哪儿呢？在人体背后靠近心脏的位置。你看，都病到这里了，能好治吗？

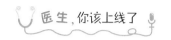

这句话进一步便用来形容一个人犯错误到了不可挽救的地步。

中医讲究治疗未病，提倡在病还没有发生或严重的时候提早预防。

病入膏肓对应的一个成语叫"未雨绸缪"。它出自《诗经》："迨天之未阴雨，彻彼桑土，绸缪牖户。"趁着天还没下雨，桑树根上剥些皮，把那门窗修补好。

好，为了避免病入膏肓，我们要未雨绸缪，同时不要讳疾忌医。好啦，下次我们就来说说"讳疾忌医"。

人物类

稿件一：李兰娟

很多人认识李兰娟院士是从这张被防护口罩勒出痕迹的脸开始的。新冠刚发生时，全国笼罩在对新冠一无所知的恐惧当中，中国工程院院士、国家卫健委高级别专家组成员李兰娟，带团队进驻武汉大学人民医院东院区 ICU 病房，问诊新冠肺炎危重症患者。当李兰娟脱下防护服后，脸上的压痕清晰可见。

三年过去了，我去杭州采访了李兰娟院士，在她办公室的楼道里，又看到这张照片，一下就回到了三年前那令人恐惧的春节。

人之所以恐惧，是因为未知，但总有人为我们拨开眼前的迷雾。采访中李院士告诉我，当时带着自己的人工肝技术率领团队奔赴武汉，抢救患者之余，还要给医生培训人工肝技术。因为她发现，人工肝可以更好地救助新冠患者，极大提高生存率。

我在网络上发现了媒体同行总结的李兰娟院士当年春节的一段行程：她在千家万户团聚的除夕夜，从北京参加完疫情会议返回杭州，在机场吃了份饺子，这就算是年夜饭了。这张照片传出来，人们再一次为她动容。

有网友感慨：钟南山、李兰娟是可以托付国运的大医，与其称之为院士，不如誉之国士，在迷雾中发大医国士之良知灼见。当时去采访时，坐在七十多岁的李兰娟院士旁边，我甚至不会将一位年逾古稀的老人与她联系起来。

跟她团队的年轻医生聊天，我说李院士每天的生活状态是什么样的？他们笑笑说："工作呗，还能干什么？比我们还拼呢！"当时采访时，老人家刚出完一个上午的门诊，匆匆赶来化妆采访，所以在节目视频中，声音略微沙哑，好多观众也听了出来，希望她保重身体多休息。采访间隙我问她："您有什么保持健康的秘诀呀？"她说："多睡觉呀！"我说："多久算多睡呀？"她说："我现在每天要睡六七个小时了。老是每天睡三四个小时是不行的。"

采访完成后，匆匆告别，不敢耽误老人家太多时间。其心若兰，心寄苍生，为老人家祈福，身体健康，长命百岁。

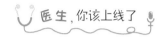

稿件二：吴尊友

很多人认识吴尊友，一来是从电视上的疫情通气会，二来就是当时被刷屏的吴老师疫情三年白了头的对比图。采访吴尊友老师时，我也问了他："三年头白，是不是工作强度太大了？"吴老师说："忙没办法，谁不忙，国家这么多年的发展都是大家无私奉献的结果。在这个过程中我却学到了很多。"

当我第一次见到吴老师，最直观的感觉就是瘦。比电视里还要瘦。我说："您是不是思虑过度，茶不思饭不想呀？"吴老师说："我也在调理，你看我喝的就是自己泡的代茶饮。"瞬间感觉亲切了许多，不像电视上老是通报疫情那么严肃了。

吴尊友出生于中国农村，大学时第一志愿原本报考的是临床专业，结果被第二志愿卫生系录取，进而投入到流行病学的研究事业之中。研究生毕业后，吴尊友把主要精力放在艾滋病防治领域，非典和新冠疫情暴发时，又投入到新发传染病防治中。所以对于一个疾控专家来说，灭火，是他们工作的主旋律。

其实吴老师所在的疾控部门有个特点，国泰民安时，他们默默做贡献，比如近些年公众不太听得到肺结核、鼠疫这类严重的传染病，是因为疾控的专家和工作人员在背后做了大量的工作。而一旦疾控的专家进入大家的眼帘，被公众熟知，反而是我们的社会出现了重大的公共卫生安全事件，我们的生活受影响了。所以，当时我问吴老师怎么看待目前被公众熟知这件事，他说："我绝对希望自己永远不被看见。因为这样，才说明社会更安全，民众健康更有保证。"

整个采访下来，我的感觉是：科学、严谨。吴老师把每一个决策背后的科学原理和数据讲得清清楚楚，展现了一个科学家高超的学术素养和人文精神。套用吴老师自己的观点，希望不久的将来，吴老师又能变成那个隐形的超人，在幕后为人民健康保驾护航。

科普类

以下摘取自北京大学人民医院心内科刘健教授的科普文案。

稿件一：冠心病患者为什么要"武装到牙齿"？

你是否经常出现刷牙出血、口臭？牙缝是否越来越大，甚至牙齿松动、脱落？如果是，你有可能患有中重度慢性牙周炎。

你知道吗？如果你患有牙周病，那么你患上冠心病的风险比健康人多两倍！

研究发现，牙周炎局部的细菌，可以通过血液来到冠状动脉，并且安营扎寨，在冠状动脉的局部引发炎症反应。这个炎症反应会促进动脉粥样硬化的形成，引发冠心病。

因此，健哥建议你，如果你有牙周疾病，一定要积极治疗，同时也要注意是否有胸痛、胸闷等冠心病的表现；如果你是冠心病患者，也应该定期做口腔检查，积极预防牙周炎。

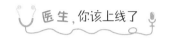

稿件二：动脉粥样硬化的这个"粥"是什么粥？

动脉粥样硬化的这个"粥"，不是小米粥，而是动脉血管内长出像小米粥一样的斑块。

人体的动脉壁由3层膜组成，分别是外膜、中膜和内膜。三层膜各司其职，又紧密结合，才能保证血液在血管中顺畅地流动。

当你有高脂血症、高血压、糖尿病、痛风或者吸烟等危险因素时，这些因素会损坏血管的内膜结构，使血液中的血脂增多。血脂容易沉积到血管内膜，并且，找准内膜薄弱的地方钻进去，同时，也会吸引血液中的炎症细胞来到这里，和血脂一起发生化学反应，长年累月就变成黏稠的"小米粥"样的斑块。这时，血管内膜包裹着斑块，就像在血管内鼓起了一个"饺子"。随着时间的推移，"饺子馅"越来越多，占据血管腔的体积就越来越大，血管腔就会越来越狭窄，而弹性也会越来越差，这就是"动脉粥样硬化"。

因此，有高脂血症、高血压、糖尿病、痛风或者吸烟等高危因素的患者，要做好动脉粥样硬化的预防。

稿件三：得了冠心病，会有什么后果？

冠心病，全称是"冠状动脉粥样硬化性心脏病"。

冠状动脉是专门为心脏输送营养的血管，如果冠状动脉出现粥样硬化，病情加重的话一般有两种后果。

一种是血管狭窄导致所供应区域的心肌缺血，出现胸痛等症状；另一种，是由于"饺子"皮薄馅多，哪天"饺子皮"突然破了，漏"馅"了，就形成血栓，堵住血管，造成心肌梗死，甚至会猝死。

所以，得了冠心病，千万别侥幸，该治疗就治疗。听医生的，没错！

稿件四：有冠心病又有高血压，能不能拔牙？

熊二是个老病号了，高血压五六年，今年还诊断出冠心病了，但是他太爱吃蜂蜜了，都长龋齿了，牙医建议他拔牙。

熊二跑来问我，像他这种情况，能拔牙吗？

对于患有冠心病、高血压的患者来说，拔牙确实是一场考验。拔牙的恐惧会导致心率加快、血压升高，甚至还会诱发心绞痛、心肌梗死。

不过，如果在血压比较稳定，能控制在160/90mmHg以下，心脏功能也比较好的情况下，也是可以进行拔牙的。

如果要去拔牙，在拔牙前不要过于紧张和激动，前一晚要保证足够的睡眠；拔牙最好选择在上午进行，以便术后观察；不要空腹就诊，以免出现低血糖反应。在拔牙的过程中和拔牙之后，要是出现头晕、胸痛、出血过多等症状，要及时告知医生来采取措施。

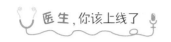

稿件五：降压药早上吃好还是晚上吃好？

人体血压是有波动性的，而且正常来说，这个波动是有规律的，健康成人在一天内，血压会出现两个高峰和一个低谷，高峰一般出现在上午6～10点和下午的3～5点，而低谷出现在夜间3～5点或者是睡醒之前的1～3小时。

我们常说早晨的血压高峰时间是心血管事件的"魔鬼时间"，因为心血管事件常常在这时发生，而且每天早起服药更容易坚持，所以，我们一般推荐患者在早上起床后服用降压药。

但是，有些患者夜间血压过高，这也会增加心血管事件的风险，这时，我们就会建议他们改为睡前服药，来降低夜间血压水平。

所以，降压药早上服和晚上服，各有优势，应该因人而异。

稿件六：血压应该怎么测量？

不少人会在家里用电子血压计测量血压，但是，很多人的测量方法是错误的。

要正确测量血压，测量之前就要注意避免剧烈运动或情绪波动；测量前30分钟内不要吸烟、喝咖啡或茶；提前上完厕所；静坐至少5分钟，才能开始测量。

测量时，可以采取坐位，双脚平放于地面，放松且身体保持不动；不要说话；最好露出右侧上臂，放松地平放在桌子上。

如果冬天脱衣服不方便，保留衬衣或者秋衣也是可以的。而且，上臂袖带的中心需要与心脏（乳头水平）处于同一水平；袖带下缘应在肘窝上大约两横指的距离；袖带不能过松或者过紧，能插入 1 根手指的松紧度就可以。

这些都准备好，就可以打开电子血压计的开关，开始测量血压，等待袖带充气和放气之后，血压计就会自动显示你的血压数值。

大家记住了，测量血压，在测量前和测量时要多加注意以上问题哦。

揭黑辟谣类

稿件一：养生品的坑你中了吗？

你看现在谁家没个养生茶，没事儿泡一杯，好像很健康。但你喝的是什么，你要小心了。养生茶的行规我来告诉你。

硫黄熏菊花：经过化学硫黄熏蒸过的菊花，又大又白，冲泡时一般会马上变成绿色的，茶水也特别绿，而且口感还有点呛。

二氧化硫熏枸杞：其实好的枸杞是暗红色的，如果硫黄熏过，反而会特别鲜亮。造假者就是抓住了大家的这个心理。好多人说吃了枸杞容易上火，其实是说嘴巴喉咙有点红肿，大部分是因为残留的二氧化硫刺激口腔黏膜红肿导致的"上火"。

这个用硫来熏的办法，被用在各种各样的养生产品里，比

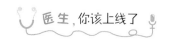

如银耳、莲子、桂圆、枸杞、黄芪、百合，等等，防不胜防，为了健康而来，却什么也没落到。

在药材中，其实一直有使用硫熏的传统。硫熏过后的干货外观好看，耐存放，不易生虫发霉，对原材料的要求也低。发霉变质的原料经过硫熏都能焕发新颜。以前都是使用硫黄熏制，随着消费者对食品安全越来越有要求，以及辨别能力的提高，不法商家都已经改用更加隐秘的方式。以百合干为例，由于硫熏后有明显的刺激性气味，容易被消费者识破，现在已经改用焦亚硫酸钠了。焦亚硫酸钠无异味，不容易被察觉。

其实，之所以用各种手段处理，无非为了买家买账，或是商家好储存。

比如说枸杞，正常枸杞含有果糖，放在一起就会黏成块，这样大家就不想买，硫黄熏一熏，不容易粘连。商家好保存，顾客也买单。

工业产业的发展需要监测和监控，必须和食品安全同行，才能保证健康品是真正的健康品。

稿件二：牛油果骗局

这个在中国并不常见的水果目前被捧上了神坛，牛油果。

如果你吃过，我就问你，你喜欢吃吗？好吃吗？

反正我觉得，正如它的名字，有点像吃了一口牛油。

中国人什么好吃的没吃过，为什么会对牛油果如此追捧呢？因为牛油果主打的卖点是：健康！

据统计，2010年，依赖进口供给的牛油果在中国的进口量仅两吨，而到了2017年，这个数字已经增长到了32100吨！成万倍的增长。

几乎所有的新式餐厅，都有牛油果入菜的菜色供追求健康时尚的顾客选择。在这些餐馆里，大小餐馆里如果没放几片牛油果，都不好意思说是沙拉。

牛油果甚至一度成为高端、健康、营养食物的代表。

这些食物在原产国可能只是一种普通的食材，漂洋过海来到中国后，贴上"防癌、抗老、减肥、高营养"的标签，成功占领中国市场。

而就牛油果而言，宣传的关键词聚焦在了"保护心脏""降低胆固醇""减肥"等上面，其原因是牛油果中含有约2%的蛋白质，而一般的水果几乎为零。

但我要告诉你，这是一个彻头彻尾的营销骗局。

首先，牛油果并没有你想象的那么健康。根据营养学家测量，一个牛油果的热量约等于3碗饭。而牛油果的脂肪含量，更是与其他食物比起来，高到了"触目惊心"的程度。普通猪肉脂肪含量是15%，而牛油果的脂肪含量是15.3%，不愧叫牛油果，比油还油。牛油果的脂肪类型以单不饱和脂肪为主，油酸占到了61%。油酸只能说算是一种比较健康的油脂，但不要对其保健作用的期望太高，更别指望它能减肥。

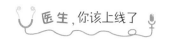

其次，牛油果被包装成一个有身份的水果。你看，连维密模特都在吃。随着西方各路明星在社交网络中的宣传，牛油果成功地以"健康食品""超级食物"的形象深深植入人心，走向了神坛。美国每年的牛油果消费量保持 10% ～ 30% 的增长，而在澳洲更是夸张，2014 年澳洲牛油果进口近 73 万吨，占全球牛油果进口量的 46%。铺天盖地的热文、软文将牛油果捧成了"养生万金油""森林奶油"。

但事实上，这样的营销可能会带给消费者几个误区：一是只看到这种食物可能带来的好处，而忽视了缺点；二是认为只要多吃这种食物就是健康，却不知道健康是靠食物多样化来维持的。

稿件三：红酒

"喝红酒助眠，喝红酒防癌、抗氧化，喝红酒降血糖、软化血管……"

不知从何时起，红酒成为很多中国人心中的"养生圣品"。这些"红酒养生"的说法也让很多人深信不疑！但其实这只是一场精心策划的营销骗局！

红酒养生，其实是一场 100% 的营销骗局！

1. 红酒助眠——反而容易失眠！

很多人认为睡前喝点红酒，能够助眠。其实这是骗你的。

此前，一项发表在《医学互联网研究》杂志上的研究表明：

只要两杯酒就可以降低人们将近 40% 的睡眠质量。

这项研究针对年龄在 18～65 岁的 4098 名成年人分析发现，如果过量饮酒，即女性一晚上喝两杯酒，男性一晚上喝三杯酒，就会减少人们 39.2% 的闭眼时间；如果适度饮酒，即男性一天两杯酒和女性一天一杯酒，也会降低 24% 的睡眠质量。

酒精进入人体后，先是引起中枢神经兴奋，随着酒精浓度的升高，又会使中枢神经受到抑制而产生困意、昏昏欲睡，很多人认为这就达到"助眠"效果了。事实上，这是中枢神经受损害的一种表现，它破坏了神经系统兴奋与抑制的平衡，对人有害无益。

酒后引起的睡眠与正常生理性入睡是完全不同的。酒精虽然有一定的镇静催眠作用，但持续时间比较短暂，大约 3～4 个小时睡意便会消失。酒精的催眠效应消失后，身体就会出现心跳加快、呼吸急促等交感神经兴奋的症状，这时人们反而容易惊醒，甚至失眠。这也解释了为什么很多人喝酒后半夜会醒来。

另外，饮酒后看似睡着了，其实这时大脑并没有真正地休息，因此，人们在酒后醒来时，往往更会感到头昏脑涨、白天没精神等。

2. 红酒防癌——有酒精就存在致癌风险！

任何度数与量的饮酒，都不能够防癌，反而致癌。

世卫组织已经将酒精饮料纳入一级致癌物，也不建议将饮酒作为一种保健方式。世卫组织下属的国际癌症研究机构

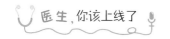

（IARC）早在 2010 年就指出，摄入酒精类饮料会增加罹患肝癌、食道癌、乳腺癌等疾病的风险。

3. 红酒抗氧化——几乎等同于无！

葡萄中蕴含的酚类物质，包括原花青素等，特别是由红酒而走红的"白芦藜醇"，被认为是有效的抗氧化物，能帮人保持青春容颜。号称"抗氧化"的多酚类物质，其实抗氧化效果甚微，几乎等同于无！

靠红酒里的花青素、白芦藜醇抗氧化，且不论目前多酚类物质抗氧化的研究大多集中在细胞与动物实验中，无法直接推导到人。就算有效，一杯红酒中蕴含的量，也实在是微不足道。举个例子，一个 68kg 的成年人，要达到有效抗氧化的剂量水平每天需喝 750 ～ 1500 瓶红酒。就算有人真的能每天喝这么多瓶红酒，那么他可能不是"大叔变鲜肉"，而是罹患肝癌。

行业观察类

稿件一：大闸蟹

这几天呀，老是收到朋友寄来的螃蟹，可不嘛，又到了吃蟹的时候。你看着包装上"阳澄湖大闸蟹"其实吃吃也没什么，但如果你要是细究，你觉得你能买得到的有几成是阳澄湖产的呢？我跟你说，99% 都是假冒的。

根据新京报记者调查的结果，去年阳澄湖大闸蟹的销售额差不多有 300 亿元，而真正在阳澄湖里长大的大闸蟹总价值才 3

亿元，换句话说，99% 都属于假冒。

其实不用算销售额的账，咱们稍微有点常识，也能想象出大闸蟹里面有猫腻。个个都号称是阳澄湖原产地所产，但阳澄湖面积只有 119 平方公里。这么小的面积怎么可能养出螃蟹供给全国的吃货呢？

所以假阳澄湖蟹就铺天盖地了，这分为以下三种情况。一种是把当地其他湖的大闸蟹说成是阳澄湖产的。反正螃蟹也不会自己开口坦白身世，所以很多人就上当了，于是，阳澄湖那边在 2002 年的时候，成立了一个大闸蟹行业协会喊着要联手打假，给正品都挂上了防伪标。很多媒体人也都写了很多鉴定攻略，教你如何鉴别大闸蟹的外观，包括壳的颜色，在地上爬的姿势。然而并没有什么用，比如说防伪标志被仿制了，才几毛钱一个，大量批发更有优惠，假货也都挂着防伪标识。还有一种叫作"洗澡蟹"，也就是把外地养的大闸蟹扔进阳澄湖泡个水，捞上来就拍胸脯保证是阳澄湖原产地。最后一种就更恐怖了，外地蟹连澡都没泡过，只是运到阳澄湖，然后再送到全国各地混个阳澄湖作发货地的标签，这就是"过境蟹"和"旅游蟹"。

其实对于我来说，每年吃蟹还是很开心的，至于它是不是阳澄湖的蟹，其实对我来说并不是最重要的。我感觉随着近些年养殖技术的进步，很多地方都能产出好的大闸蟹，质量也完全不输阳澄湖大闸蟹，甚至还要更好。但只是因为阳澄湖的名

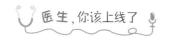

头实在是太响了，大家就排着队去抢，给了奸商造假的理由。

好吧，如果你觉得还有哪里的蟹也不错，欢迎给我留言，也可以给我邮寄，我来品鉴一下。

稿件二：一个骨折要人命！互联网医疗的未来在农村

之前去河南一个村子采访，当地村医讲起来一件事：一位老人不小心摔伤了腿，3个月之后，人没了。2021年了，为什么一个骨折会要了人命呢？

年轻人都出去打工了，村子里家家户户基本只有老人。摔伤的老人也不可能让子女回来照顾，长期卧床养伤，能凑合就凑合。因为行动困难、卫生情况极差，导致伤口感染，高血压、高脂血症等基础病也全都出来了。

之后我们知道类似的事情还有很多。一般得了白内障，在城市里做个手术，视力可以瞬间恢复，可村里的老人，只能忍着。因为视力差导致的摔伤、车祸，比比皆是。白内障不死人，但后果却是少活了10年。

马云之前说，下一个万亿级的企业一定在大健康医疗领域，而现在最火的互联网医疗，我认为，一定在农村。

现在某东、某度，以及一大堆企业都在扎堆发展互联网医疗。但是，你看现在的互联网医疗行业从业者是一群最聪明的名校毕业生，带着天之骄子的光环，拿着更老辣、鸡贼的投资人的钱，妄图通过相对干净透明的手段，通过互联网的产品技术，改造、革新旧的医疗体系，定义新的服务入口、服务流程、服务效果，事实上都在换种姿势给医院和药企打工。

而广大的农村患者，最迫切的不是120万一针的肿瘤疫苗，而是基础的医疗服务。互联网是个有创新力的组织，医疗是个专业化的产业，而服务无一例外都是最苦最累的活。医疗消费的集中化，造成了畸形的医疗体系。尤其是一线城市，尤其是北上广，占据了大量的优质医疗资源，城市居民对互联网医疗完全无感。盯着三甲医院那些流程优化，也仅仅是处理一些不疼的"痒点"而已。

不过好消息是，已经有很多平台开始尝试在乡村医疗方面发力了，比如京东健康"乡村医生系统"，微医的"郏县模式"，平安的"4+1智慧医疗"、Airdoc的"云诊室"，等等，静候开花。

稿件三：你老家的亲人看得起病吗？互联网医疗怎么玩？

在你老家的亲人看得起病吗？全国农村居民5亿多人，城镇居民9亿多人，农村居民医疗保健支出远远低于城镇居民。你可能在埋怨老家的亲戚，得了病为什么不去看呢？为什么老被卖保健品的忽悠？为什么一去看病就是晚期？这就是原因。他们都是在忍着。所以我们说，互联网医疗的未来一定在农村市场。

良医财经有一篇文章讲到了互联网医疗的三个逻辑。

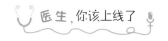
医生，你该上线了

第一，在城市锦上添花，在农村雪中送炭。这里涉及一个触角问题。在解决了国家级社保体系安全之后，在解决了医疗高端人才建设体系之后，在解决了一线城市三甲医院的闭环之后，逐级下沉是必然的。比如，你可以看到很多的三甲医院在各二、三线城市联合办院，疯狂拿地、拿资源、拿政策扩张，虽说这也是造福百姓的事儿，但挺难渗透到更下面，这是由大医院的扩张动机决定的。越是偏远落后的地区，医疗资源越稀缺，缺人才，缺设备，就诊、复诊的需求量极大。留守儿童和老人也多，外出漂泊的中年群体对亲人远程健康监控的需求也都真实急切。农村的数亿人口，才是真正毛细血管级别的刚需。

第二，用户门槛加速降低这么多年，已经有大量年轻人返乡带回了智能手机的普及、直播的普及、电商的普及。同时，在农村无论是破冰还是建立联系，更容易获取信任感，获客成本都比我们实际想象的小很多，因为实打实的需求摆在眼前。我九月回老家，发现家里80后、90后年轻人买药，再也不进县镇，基本全在某东上下单，送药到家便捷高效。我教老父亲用互联网医疗平台问诊，他一下就搞明白了，连说"这个好，还是大医院的专家好"。在关乎生命健康的事儿上，老百姓对新事物接受的速度比想象中进化快得多，而且这是不可逆的。

第三，可用技术的有效下沉。绝大多数农村地区的患者群体缺乏规范化治疗，而且老百姓"有病找大医院"的就医习惯已经形成，乡村医疗机构很多时候是一种尴尬的存在。最好的治疗，现实一点来讲不太可能在农村普及，甚至在县城的医院中也很难实现，如果要做，也需要长周期的建设和人才投入。不过也有比较可行的方式，比如"医联体"建设，利用远程会诊的机制，让农村的患者有机会与大医院的医务人员一对一沟通，制定合理的解决方案，有关部门配备药物或者平台。

第四，从商业效率的复制扩张理论上来说，移动互联网能降低信息不对称，通过众包、大仓整体分发提高产业链效率，降低成本。互联网医疗也裹挟了大量的一线城市优质医疗资源，其模式具有强平台、大容量、边际成本低、数据可流通等优势，完全有机会打磨一套成熟的解决方案。实际上来看，建立三种层级模式：在村，直接平台问诊，提供入门级服务；在镇，让卫生院成为辅助专员，初步分级诊疗；在县，和县医院合作，用数据串联起飞刀资源，以及后面更复杂的合作体系。村带村，镇带镇，县带县，一通十通，十通百通，百通全通。

第六章

好账号是"运营"出来的

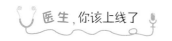

好多医生都有这样的困扰：为什么自己非常辛苦地拍好了视频发到了互联网平台上，但是只有 500 ~ 1000 的播放量，点赞人数更是寥寥无几，是不是自己的内容有问题？甚至很多专家都因此而困扰，最后不得不放弃做科普，因为实在是太没有成就感了。我周围很多医学大咖在做科普的过程当中被劝退的，往往是由于发布了一篇精致的科普文章或一个精美的科普短视频却没有被大家关注。这种情况出现一次可以接受，出现十次可以接受，但出现几十次之后终于心灰意冷，放弃了做科普。最后得出结论：我不太适合互联网。

这种情况在我平常接触的医生当中比比皆是，其原因正是大家忽略了一个重要的因素，那就是运营。

▶ 抖音、b 站、小红书……都有什么特点？

首先，运营需要有一个好的平台，以及对平台规则了解的人。

对于平台来说，每一个平台都有自己的特点，比如说使用抖音平台的人数最多，活跃度也很高，但是泛娱乐化内容不够垂直；以西瓜视频为代表的平台，更适合于中长视频；快手平台更亲民、更务实，内容也更加接地气；哔哩哔哩平台相对而言用户知识水平较高，但购买力可能相对较弱；今日头条更像是一个综合了图文、视频、社群圈子的综合体；小红书最早是一个种草平台，女性用户偏多，购买力很强。所以，对每一个平台的了解将会决定你如何选择主要运营的账号。

下面我将每一个平台在医学领域的一些倾向和规则，为大家做一个简单的讲解。

抖音、西瓜视频和今日头条都隶属于它们的母公司——字节跳动。字节系统可以说是对医学内容审核较严格的。抖音、西瓜视频和今日头条三个平台互相承认粉丝数，但是审核又相对独立，要求必须有三甲医院背书的医生才可以入住。如果不在三甲医院任职的医生开号是相当困难的，必须找强有力的学会作为背书。尤其是最近两年字节跳动对医生资质的审查，以及对医学内容的审核到了非常严格的地步，甚至让很多曾经入住的医生朋友们感觉做科普举步维艰。我熟悉的好几位医生都是粉丝数过百万的医学内容大博主，也曾遭到过封号的窘境。

抖音是很多医生朋友都首先要去入住的平台，因为他用户基数很大，活跃度很高，在市场上的认可率也很高。如果你是一位三甲医院的医生可以非常顺畅地入住抖音平台，但是抖音平台对科普内容的限制及审核也是非常严格的，尤其是很多医学术语是没有办法直接在视频中进行讲解的，比如类似于"死""血""乳房""子宫"，而且会定期更新违禁词汇。很多医生朋友都抱怨说，我能用一个词代替"死"，再用一个拼音代替

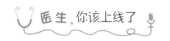

"血"，一个科普做下来，发现全片都是代替的词，整个科普视频变得非常奇怪。但因为抖音有较大的用户群，让医生还是把它作为进驻新媒体的首选平台。所以，如果你想把抖音作为自己的主要账号来运营，就需要非常详细地了解抖音在医学领域的运营规则，而且要实时关注了解最新的趋势。

抖音平台是非常注重视频结构和模板的。这恰恰说明这个平台是相对成熟，而且有自己的用户喜好和评价标准的。

抖音是最典型的短视频平台。短视频其实是非常难拍的，早年间我在中国传媒大学读书的时候，在学校里就兴起了"一分钟微电影大赛"这样的活动。当时我们还在想，一分钟能拍出什么东西呢，岂不是还没表现就已经结束了？但是当看到这些参赛作品的时候我们就发现，一分钟视频的容量完全超过你的想象。

那个时候还没有这些短视频的平台，也不是谁都可以拿着机器去拍的，拍视频还是一个门槛很高的事情。但没有想到十几年之后，一分钟短视频可以变成现如今这样形式非常多元，内容非常丰满，也充满了情感张力的作品的形式。

无论是对于想要做科普作品的"科普达人"来说，还是对某个科普作品本身来说，如果想在抖音平台做出成绩，还是要对基础的模式有所了解的，因为抖音平台对用户的喜好是非常在意的。当用户不想看一个视频，他所付出的只是"划走"这样一个微小的动作，实在是太简单了，所以如果你的视频在前几秒没有吸引人，就很难被系统判定为是一个优质视频，随后就不会再推给其他的人了，这也是很多科普作品播放量停留在500、1000的原因。所以我们在抖音平台上看到的很多视频，大多数都会存在下面这类的语言，比如：

"我下面将要讲很重要的三条内容，其中最后一条最为重要，一定要听到最后。"

"当你把这三件事都做完，你就可以拥有一个美好的人生，但相信我，第三件事儿对你来说很困难。"

类似这样的语言会在各种口播博主的视频看到，他的目的无非一个——让你能把视频看完。虽然当你把第三件事看完之后发现也不过如此，但是你已经为他贡献了完播率。

所以，抖音平台会要求用户在快速的视频节奏上下功夫，你做出的视频必须要飞快地给出信息，一个问题接一个问题，一个情感接一个情感，把内容讲轻讲透，要注重视频的起承转合，在开头的5秒给出大家必须要看下去的理由，然后再进行拆分，要严格执行之前我们讨论过的视频的模板。

因此，抖音平台的视频，最核心的是"要让用户喜欢"。

西瓜视频这个平台最大的好处是有播放量变现的途径，也就是如果你的视频播放量有了，就会直接给你折算成奖励金，最后是可以直接提现的。但西瓜视频平台只能发横屏的视频，也就是说你要为这个平台单独制作横屏的科普视频，这会增加一些你的工作量。一般我们会让专家把同一个话题说两遍，一

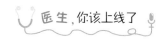

遍录横屏发到西瓜视频，一遍录竖屏放在抖音，如果实在忙不过来也可以直接将抖音的竖版视频加后期处理变成横屏竖视频，再发到西瓜平台。西瓜视频平台更适合发长一点的视频，比如说 2 分钟以上甚至 5 分钟以上的视频在西瓜视频的收益都会不错。如果你是一个擅长做长视频的医学科普内容创作者，在西瓜视频是可以获得不错的流量扶持及现金奖励的。西瓜视频会根据内容的难易程度来给予不同的奖励，比如说讲段子的视频，虽然播放量很高，但是奖励却并不高，而医学话题、财经话题、人文法律话题播放量可能并没有非常高，但是也还有不错的奖励，因此西瓜视频更鼓励这些能够长期持续更新的视频创作者。我们以前服务的一些医生朋友的账号在西瓜视频的一个爆款视频，每月可以拿到近千元的扶持，而且会持续很长一段时间。一个账号有了一些高增长的视频就会给你带来稳定的收入，虽然这笔收入并不能让你一夜暴富，但是每天起来都能有点儿小收入还是挺开心的，尤其是对做视频的同学来说还是有吸引力的奖励。

两分钟以上甚至 5 分钟以上的视频，在西瓜视频平台是比较受欢迎的，所以你在西瓜视频平台上的表现也可以变得更加"絮叨"一些，很多医生朋友也更适合将问题讲得更加充分一些。但这样却会增加你去做视频的成本和时间，所以在西瓜上的视频质量往往不如在抖音上那么精彩和精美，但是会更加亲民一些。我们看到很多医生朋友在西瓜视频平台上面会讲很多自己的看诊故事,甚至把看诊的过程拍摄下来,同时还会对一些问题提出自己的看法,还会讲一讲自己生活中遇到的一些现象和问题,这些都是很好的表现手段和形式。另外,对于很多喜欢展现自己特长的医生在西瓜视频平台也是非常适合的。比如说,有的朋友非常愿意去讲自己是一个喜欢滑雪运动的骨科医生或者是一个会弹钢琴的心内科医生,这样有个性的形象,在西瓜视频平台上都非常适合,有趣又吸粉。

因为西瓜视频平台和今日头条平台在视频端是打通的,所以基本上西瓜视频和头条的用户群体也会有重合,但是相对来说今日头条会比西瓜视频的用户更加偏向于专业性和个性化的内容,同时它还有一些其他的功能。

今日头条平台是可以打通西瓜视频和抖音平台的,而且他的服务项目会非常多,甚至你可以把它当成一个很好的联系患者和科普观看者的平台,当你的今日头条账号的粉丝增长到1万、5万、10万的时候你会陆续解锁很多今日头条独特的功能。在这个平台既可以写文章(写像微博一样的微头条,也可以写长文),也可以发视频,也可以建立圈子去维护你的读者,甚至还可以在线问诊。今日头条强大的工具属性可以非常好地完成短视频到粉丝运营再到问诊和带货的过程。对于医生朋友来说,今日头条最大的问题就是操作过于繁杂,需要很好地理解它设置工具的目的和初衷。今日头条也是有很多流量扶持计划的,同时每次有很多话题可以参与,让你更快地找到些许创作灵感。

哔哩哔哩是一个我很喜欢的平台，我自己也是一个哔哩哔哩 10 年以上的老粉，但我在哔哩哔哩上的消费几乎没有，所以每次当我见到在哔哩哔哩的同学的时候，总有些许的愧疚。现在流行一个词叫作"白嫖"（用来指免费获取各类资源），就是从哔哩哔哩上来的，哔哩哔哩的视频没有广告，内容又非常垂直，而且你能找到很多在其他平台里无法找到的纪录片、科普知识和其他内容。

因为哔哩哔哩过于奉献的特点，确实也不太容易诱发人的购买行为。这么多年来，我也一直是哔哩哔哩平台的的"白嫖"用户，所以从我的行为模式就可以推断出哔哩哔哩平台上视频创作者在获得收益方面不会是一个爆炸性的增长，但是哔哩哔哩平台良好的社区环境会给科普创作者极高的精神肯定的价值。比如说我自己的账号"@安宁主持人"在哔哩哔哩上的反馈就非常好，我上传过自己做过的很多医学科普节目，大家的讨论都更加客观、理性，反馈也非常正向，很多人都提出了很多切实可行的建议。另外，哔哩哔哩平台有自己非常喜欢的视频内容，这些视频内容有很明确的年轻观众的指向，例如：减肥、整容、健身、补肾、膝关节、防脱发，等等，这类科普的内容在这个平台都很受关注。我自己发的节目中讲近视题材的节目播放能超过十万，讲别的内容点赞只有几个，这就说明这个平台对自己喜欢的内容的推送，以及这个平台观众的喜好是非常明确的，所以这个平台更适合于某些特别的科室。如果你要把哔哩哔哩作为自己科普的主要的平台，一方面要根据自己的科室来进行判断，同时，你的视频也要更符合哔哩哔哩整体的规则和观看习惯。

同时，哔哩哔哩也是所有平台里医学内容深度需求较高的一个平台。在这个平台中，医生可以做稍微有难度的讲解。同时对于一些理性的分析，观众的接受和接纳程度也更高。很多医生朋友也说，在哔哩哔哩可以找到更自由交流的感觉，在其中也可以认识很多志同道合的朋友。但是我不得不说，从变现的角度来说，哔哩哔哩确实不如其他平台那么好，它既没有特别明确的激励制度，也不会让你在表面上看起来有很高的粉丝量，例如在哔哩哔哩平台有一万粉丝已经是相当不容易的事情，但是在其他平台可能这个粉丝量就是起步。但是，这个平台的粉丝却有极高的垂直度和黏性，忠诚度也是非常高的，一般会对 up 主有极高的认可度和跟随程度。所以如果要在哔哩哔哩上变现可能没有那么容易，但是却可以获得一大批忠实的追随者，或许他们在其他平台有更高的购买诉求也说不定呢。

小红书是近两年飞快崛起的一个平台。这个平台，可以说是目前在所有平台里对医疗资质审查最为宽松的平台，很多在抖音没有办法入驻的一些年轻的医生在小红书上都可以轻松入驻，因为这个平台对自己的定位不是一个自上而下地讲知识的平台，而是一个相对平等的分享平台。比方说在其他平台某一位专家会告诉你，如果你得了哪一种病，应该干什么，不应该

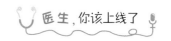

干什么，但是在小红书这个平台更多的是我作为一个得过这个病的患者自己来分享一下我看病时候的经历。你看这两个完全不同的视角，其实代表了两种属性的媒体平台，一种是我有话语权，你要听我说，另一种是我是你的一员，我来分享我的经历，你听听看。所以，小红书平台的氛围会更加地温和，大家虽然没有哔哩哔哩平台那么理性，但整个社区的氛围是和睦融洽的，有一种闺蜜聊天的感觉。

我相信，在未来小红书也会慢慢收紧和加强对医学内容的审核。但是，很多普通人的分享还是可以在这个平台里看到的，所以对于医学的内容我们经常看到的是更多人对自己经历和使用感受的讲解，比如我的近视眼手术经历分享，我用过的祛痘产品经验分享，我在减肥中采过的坑，我用过的防脱发的洗发水汇总。你看这些话题里都不是从医生的身份出发的，而更多的是从一个使用者出发。我也没有说我说的一定是对的，但是我只是分享出我的经历、我的经验和我的看法，至于你如何认为那是你的问题。

所以如果你想把小红书作为自己科普视频的主战场，那么一定要学会更加平等地跟大家交流，不要总是高高在上地去跟大家说医学道理，而是要从患者的角度、从顾客的角度来看待医疗技术和医疗产品。

以上是对部分主流视频媒体平台中医疗内容的简单分析，其实每一个平台对于医疗内容的优势和劣势可以写非常多的内容。但是这不是一本专门讲运营的书，每个平台的运营规则既很繁杂，同时变化也很快，需要大家仔细研究，及时跟上变化。所以，这也是我本章的主题之一，就是好账号是运营出来的。如果你没有理解每一个平台的运营规则，那么盲目地发稿将会石沉大海，效果也不好。

▶ 了解自己，选择平台

那怎么运营呢？首先，我们要确认的是运营账号的目的是什么？

医生运营账号的目的是什么？塑造品牌。

这个问题或许我应该在本书开头的部分就谈及，但是我直到现在才抛出这个问题——医生做新媒体运营的目的是什么。很多人会觉得是让人有知名度，让我有更多的患者，让我有影响更多人的能力。在这个背后有一个更核心的思维和目的，那就是塑造品牌，也就是现在非常流行的一句话叫作"打造个人IP"。

之前曾经有人说，在抖音里十个讲运营的人有九个都在讲如何打造个人IP，感觉这是一个坑货，是一个割韭菜的镰刀。但其实对于医生朋友来说，确实是会面对这个问题的，你是协和医院的一名医生，别人认识你是因为协和医院这个平台，别人来找你看病也更多的是因为协和医院这个金字招牌。

175

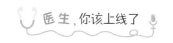

你想象一下，如果有一天你离开了自己所在的医疗平台是否还会有人来找你看病？其实这是一个在任何行业都存在的问题，坦率地说在我们主持人行业里也是这样，很多人是因为中央电视台而认识的某一位主持人并且喜欢他，当这位主持人离职的时候退去了CCTV的光环发现观众对他的喜爱也随风而去，只有极少数的人即使他离开了曾经就职的平台之后，追随他的人依然选择追随，这就是个人IP，也是人格的魅力。

所以，各位医生朋友，我们一起来思考这样一个问题，我们有多大程度上是因为平台而受到的鲜花和赞誉？这个比例，大概占有多少？三七开，二八开，还是四六开？如果你的答案是"我更多的赞誉是因为平台获得的，而并非我个人"，更夸张一点，"如果离开平台，我可能会失去我现在90%的能力"，那么你就需要仔细思考这个问题：为什么我独特的个人价值如此稀少？可能有的人是因为个人能力欠缺，而有的人确实因为在大的平台、大的环境中缺乏历练的机会、缺少锻炼的刺激而失去了长远翱翔的能力。如果你还有这样一颗勇敢的心，不妨将自己放入到新媒体的汪洋大海中进行一番遨游和检验，看看有没有可能有一群人并不因为你的平台而仅仅是因为你的内容、你的人格、你的说话方式，以及你的真诚而追随你。

所以，新媒体为医生提供了另外一种评判的体系，以前更多的是导师对你的评价、科室主任对你的评价、医院领导对你的评价、患者对你的评价，但是在新媒体平台里是观众对你的评价。在医院大家更多地考验的是你科研的能力、学术的能力、手术的能力、看病能力，而在新媒体平台大家更看重的是你科普的能力、讲清楚一件事的能力、共情的能力、语言的能力，完全不同的评价标准带来的结果也是完全不一样的。在城市里相对独立的面对面的空间，让医生和患者是在一个信息不对等和权利不对等的情况下做出的反应和反馈，但是在新媒体的平台上这个规则发生了变化，导致观众对医生有了很大的筛选权利。我觉得你讲得不好我可以划走不看，我可以找这个领域里我认为讲得好的人来听他讲。这样的一种倒置筛选方法完全改变了对医生的评价标准。

所以，新媒体平台对医生朋友提出了巨大的挑战，那就是你在学术研究、看病和做手术的能力之外，还需要具备优秀的讲解科普的能力。而这个讲解科普的能力，最终的目的是要让你赢得更多的观众，以及在思想上对他们进行引领，最终你获得的将是一大票的粉丝，也就是你的拥趸。

这些粉丝不是因为你背后的平台，而仅仅是因为你，选择了关注你的账号，这和因为你背后的医院而选择你去看病是完全不同的，他们是纯粹的你的追随者。这就是个人品牌。

当然，这些年我们也看到了很多优秀的医生因为离开了医院，或许并没有在他之前的工作单位那么声名鹊起，就像很多我们的主持人朋友离开了工作单位选择进入商场来进行一番打拼，过程中并不那么顺如人意。很多医生朋友可能离开了单位之后，连很多重要的国际会议都没有办法参加了，这也是现实的情况。在医生这个超级内卷的行业当中单位的背书作用还是非常强大的，我们在这里所提及的个人品牌和个人 IP 也绝不是让医生朋友们离开自己的原单位，一定要做一个努力奋斗的鱼，而是我们要在平台品牌和个人品牌这样一个不对等的关系当中增加个人品牌的含量，让社会和患者更加承认我们的个人价值、技术价值及产业价值。

也正因此，我在开篇的时候提过一个案例，我给一位朋友——西部小城的医生做了一段时间抖音账号运营。他是一位泌尿外科的大夫，因为抖音的分发机制是优先分发给周围的人，因此他讲的科普更多地被自己城市里的抖音用户所喜欢，并且关注他的账号。他的粉丝当年只有不多的两万人，但大家想一想一个泌尿外科的医生，还是一个刚晋升主治医师不久的小大夫，在人数并不多的小城里有两万人关注了他，仅仅是因为他讲的男科相关的知识。大家知道男科这个领域有一个很神秘的规则，那就是大家非常相信好朋友之间的推荐，几个好兄弟坐着一起喝酒，喝多了就聊起了自己的难言之隐，于是其中一个人说"我在抖音上看到咱们城里，有一个大夫讲这个讲得特别好，你去看看"，这样的推荐很有可能让一桌六七个兄弟都成了这位医生的粉丝。而且六七个兄弟有的是各自家里的顶梁柱，很有可能这六七个家族当中的男性成员遇到类似的问题都会被他引荐去关注他的抖音账号，并去线下的医院找他诊治。所以，当我给这位朋友的抖音账号运营得粉丝将近 3 万的时候他跟我说："老哥，咱不能再做下去了。我现在的号已经比我们院长还难挂了。"

肯定有很多医生朋友想要着手做新媒体打造个人 IP 的一个重要原因，就是希望有更多的播放量和就诊率。但是我要说的是这位小医生在年纪轻轻的时候就塑造起了自己在学术领域以外的个人价值，你可以想象，以他的资历多少年之后才可以晋升为副主任医师，而即使在这样一个西部的小城成了主任医师，在泌尿外科领域也轻如鸿毛，学术的路过于得艰难。但是他作为一个小大夫，却在自己的小城市里积攒了两三万的粉丝，这两三万粉丝并不是因为他的医院而喜欢和欣赏他，而是因为他讲的内容、他的说话方式、他诚恳的交流语态，以及他这个人。所以我相信，即使有一天他离开了这家医院，他的粉丝也会依然追随他。这就是个人 IP 的价值和魅力所在。

所以各位医生朋友们不妨把自己当作一个公司来运营，当作一个产品来运营，当作一个品牌来运营。一个品牌是有性格、有特点的，更是有生命的。它能让我们在职业生涯当中自己本身成为一个最稳定的投资，因为品牌是可以深入人心的，可以历久弥新的，可以像钻石恒久远、永流传的。

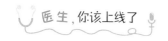

医生做新媒体，不会运营怎么办？

有句话，叫"隔行如隔山"。对于擅长深入逻辑思考、分析的医生朋友们，如果突然让大家学习运营一个账号可能会有点强人所难。我最开始在跟很多医生朋友做培训的时候，非常惊讶地发现很多医生朋友居然连公众号怎么开都不会。其实这不是一个擅长或者不擅长的问题，而是医生朋友们可能不太愿意把自己的精力用在另外的方向。运营的工作更偏向于像八爪鱼一样全盘把握很多事情，而不是像医生的思维需要深入地思考一件事情。但是如果你要想自己做新媒体，我相信医生朋友们都是学霸，重新学习一下运营知识，也是不错的选择。我的这本书主要是从医生个人的新媒体能力出发，为大家进行讲解，运营的知识不会过多地涉及，但是我把一些基础的运营思路和概念，以及某一类账号的主要思路为大家剖析一下。

如何提高新媒体作品产量？一稿多投

运营，你总得有东西才能运营，就像杂技演员想要丢水果，那你怎么着手里得有几个水果供你丢，所以如果你的产量是一个月一条或者一个月两三条，那么这么少的量投到内容产业的汪洋大海当中没什么好运营的，自然也不会有什么好的效果。所以，在最开始，我们一定要提高自己新媒体作品的产量。

一方面要加快自己的创作速度，要让自己的内容多产起来。在早期的时候不要太关注作品的质量，很有可能你费劲打造出的自认为精美的优秀作品放上去以后石沉大海毫无声响，原因是你根本不知道这个平台的游戏规则是什么？你提前做了很多功课也未必就能奏效，最好的办法就是上手去试一试，在你的这个领域里哪些选题是会被平台封禁的，哪些选题是观众并不太喜欢的，哪些选题是你不喜欢但是观众反响还不错的，把这些方向找出来，成为你日后的积累，通常同时可以增加你在新媒体领域里的感受。学习跑步的最好办法就是先跑起来，同样一开始做新媒体可以先大量地产出内容。

从横向来说，我们想要提高产品内容，从运营来说，要学会一稿多投。多数新媒体的创作者，首先会有一个文字稿，那这个文字稿就可以先发在今日头条平台上，让它变成一个今日头条里的科普文章，再配一两张简单的图就可以发出了。同时，这篇文字稿还可以拆分成几条微头条，在不同的时间发。同时根据你的文字稿，还可以把它变成抖音体的竖屏短视频、西瓜和头条体的中长视频，也可以加一些个人感受变成小红书的作品，当然也可以加一些外拍的镜头变成哔哩哔哩平台中喜闻乐见的探店模式。你看，一篇简单的科普文章就被你多次利用，用这样的方法也可以迅速地积累起你各个平台的新媒体作品的产量。如果你还觉得麻烦，那不妨就把一篇科普文章变成几篇科普小短文，同时把这几个科普小短文变成几个科普短视频，

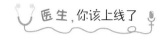

一下就多出了很多内容。

多产出来的内容发到各个不同的平台会有不同的反馈，一方面你可以知道各个平台对自己内容的喜好程度，另一方面也更方便你去知道下一次的选题要讲什么。大家一定要记住，在新媒体运营时候的一个准则就是不要害怕重复，当你发现这个内容效果很好的时候，接下来就要不停地去讲类似的选题，而不要轻易换其他的选题。当你通过一段时间的积累，你发现在你能讲的领域里这 5 个话题是大家反馈最好的，那么你就把这 5 个选题用不同的方式讲解，可以用故事的方式讲解，用自己经历的方式讲解，用学术的方式讲解，用第三人称的视角讲解，让他变成 50 个选题，在这 50 个视频发出去之后得到了反馈重新修正选题。这样就会运营成一个螺旋上升的新媒体账号，这也是运营最核心的思路。

新媒体运营需要矩阵化

我在讲课的时候经常会跟医生朋友提到 3 个字：矩阵化。什么叫矩阵化呢？我们在给医生朋友建议做新媒体账号的时候，基本上要选 3 ~ 4 个新媒体作为一组，这一组往往可以形成一个属于你个人品牌的矩阵。比如说一位骨科的专家，我们建议他在抖音、西瓜视频、今日头条和快手平台来开号，在这 4 个账号中以抖音为主体同步分发内容到其他 3 个账号。这种模式是基于利益最大化和风险最小化来考量的。首先，抖音平台是对内容审查较严格的，我们以它为标准分发到其他 3 个账号上那么内容一般不会不合规。快手在这 4 个平台当中涨粉量应该是较快的，因为它对内容与讲述者的要求并没有那么严苛，这样可以极大地激发专家做科普的热情，同时一稿多投又让更多的患者能够认识他。为什么我们要选择今日头条、抖音、西瓜视频、快手这几个平台呢？是因为这 4 个平台用户量相对来说更大。对于一些更需要患者的医生，我会说这 4 个平台对他的作用是最大的。

如果你是一个医美行业的医生，或者是口腔科医生，再或者是中医科医生，我们建议可以选择小红书、哔哩哔哩、抖音和快手平台作为矩阵。这些平台可以把小红书作为主要阵地是非常适合的，这几个科室在小红书上的 IP 打造都会相对容易和轻松，哔哩哔哩的效果也不错。抖音平台上这些科室的很多内容是容易被限流的，所以这些科室的医生朋友把抖音就捎带手发展，以顺其自然的心态来做抖音账号运营。快手对这几个科室的扶持力度是有的，但是因为这几个科室的患者都需要的是高净值用户，这和快手整体的用户群又不是那么匹配。因此，整个矩阵以小红书为核心来构建是不错的选择。

更重要的，我们建立矩阵的目的是防止把鸡蛋装在一个篮子里，你怎么知道你的哪一条内容不会触犯平台的规则？我熟悉的几百万粉丝的大号被禁言、被关停的比比皆是，所以一定要为自己想好备选方案。

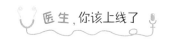

医学类账号的方向有哪些？

医学类账号的方向有以下几种可以尝试。

第一类　看诊记录

这一类是现在很流行的一种方式，专家在看诊过程当中旁边一直有一个机位在跟拍，把整个专家看诊的过程全部记录下来。这个过程只拍专家的部分，而不拍患者的部分，患者的声音会被录进来，所以不会涉及肖像权的问题，后期也可以对声音进行处理以保护患者隐私。

这样做的好处是很多的，首先，专家不需要额外再抽出时间录制科普内容，出诊时就会积累大量的视频素材；其次，专家在面对患者的时候是最放松最真实的状态，这个状态可以让观众感受到专家的敬业、专业和职业，这样做出的视频非常真实，观众也会觉得非常可信，代入感是很强的。

但这类视频对后期制作人员的压力就会很大。比如说专家对这个患者的看诊时间在 20 分钟，那么你就需要用 20 分钟的素材剪辑出一个 1 分钟的短视频，其实工作量还是非常大的。另外，视频中要尽量规避一些容易引发问题和触犯平台规定的道具和词汇。比如说骨科大夫在诊室里放一个骨骼模型，这是非常正常的，但是如果拍摄在画面里就会造成违规。另外，在看诊的过程当中医生和患者会说出大量的专业词汇，而专业词汇违规的概率也很大，后期要进行详细地审核规避。还要注意在专家的语音上进行修改，同时对字幕也要进行审核。

另外，我们虽然说在看诊的过程当中，专家表现的是自己最真实的状态，但是在前期还是要想清楚自己要在看诊过程当中展示出的人设是什么样的，还是要有一定的设计和思考，不能完全就像不拍视频时候所展现的状态一样。毕竟录制的内容是要放在公众媒体上的，我们要在真实和设计当中找到一个平衡点。例如，所有的医生在患者看来都应该是专业的，但是在专业的前提下你能否增加一点自己的特色，那我们就通过数次录制来强化自己性格上及屏幕形象上的特点，让观众通过新媒体能感受到你是除了专业以外还有其他特点的医生。比如你是一个口腔科医生对口腔问题专业的回答自然是你的分内之事，但同时你又具有幽默的特点，那么在录制视频的时候，这段时间的看诊就要突出幽默的特点，让你幽默的程度多增加25%（开玩笑），而后期小伙伴在剪辑的时候就有意识地把专家在看诊过程当中幽默的特点放大，营造幽默的气氛。所以，这是一个在前期有设计且录制过程当中又很真实的状态。如果这个方式你用得很好，可能会让你的粉丝黏性非常高，同时也会极大地增加患者量。

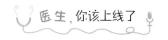

第二类　医学科普账号

这类账号是目前平台上最多，同时也是最内卷的一类账号。坦率地说，如果不是准备地非常充分，如果在拍摄、剪辑和内容上没有特点的话很难在新媒体行业已经得到充分发展的现在这个阶段出圈。因为大家已经不仅仅对知识有需求，而且需要这个知识有个性、有特点。有一些账号非常擅长于做道具，他们每一个道具都做得非常精美，让大家眼前一亮，用道具来带动知识。有的账号故事讲得很好，用自己看诊过程当中遇到的事情为话题讲讲自己的看法，用情感和故事来打动观众。这就像军备竞赛，大家都变强了，观众的口味也变刁了，就需要科普工作者更加努力找到自己的特色。

第三类　辟谣类账号

这类账号主要是针对一些谣言来制作内容。在你的领域里有哪些是大家经常会听到的一些谣言？把这些谣言进行汇总，然后给大家罗列出来，每期一个谣言，各个击破也是一个不错的选择。你千万不用担心谣言被别人说尽了会没有选题，放心，很多谣言经过很多次的辟谣之后依然在传播。辟谣的内容往往远远没有谣言本身传播力度广，"谣言动动嘴，辟谣跑断腿"就是这个道理。所以，对于辟谣账号的内容创作来说，也是一个艰苦卓绝的工作。

第四类　生活妙招账号

这类账号并不会直接涉及特别艰深的医学知识，而是把它放在生活的层面讲解一些生活习惯、生活妙招、生活建议。相比较而言，它的运营难度要更低，受众也会更广，但是问题就是垂直度相对较差，粉丝的黏性也会较低，未来基本上除了带货没有特别好的前景。

第五类　科普动画账号

我周围有一些医生朋友实在不愿意自己出镜录视频，于是就和媒体行业的小伙伴一起制作由动画来讲解的科普账号。医生朋友负责内容部分，提供靠谱的科学知识，对内容进行打磨，媒体的小伙伴负责将它变成动画来进行传播。这一类账号需要对内容有更加细致的打磨，因为当真人不出镜的时候，动画如何表达科普内容，其实是比较困难的。这个动画的形象是什么？大家为什么要相信一个动画的形象所讲的科普知识，它是否能通过长期的更新塑造一个公信力，这都是需要长期积累的。同时，对于后期的小伙伴来说，做动画也是一个挺耗费时间和精力的工作，能保持一周三更已经是非常辛苦了，所以选择这类账号需要更加地谨慎。

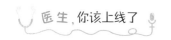

此外，这类账号一定要做好对自己动画形象的品牌化保护，要提前对商标进行注册。因为你要知道内容并不是你独有的，只有说出这个内容的科普形象的 IP 是你最宝贵的财富。如果账号的主讲人是你，不论走到哪里，因为你在账号中建立起的公信力，别人会相信这个账号是因你而来的。但是，如果你的账号当中出镜的是一个科普形象、一个动漫形象，那么就需要你提前对这个科普形象做保护，避免在之后因为科普形象的版权问题而扯皮，在这个行业里发生过很多次这样的问题。有时候一个卡通形象的作者，并不是这个卡通形象版权的所有者，若因为一开始的创业伙伴在之后分崩离析而使版权存在纠纷，那就得不偿失了。

第六类　医生的奇葩账号

医生在新媒体上只能讲知识类内容吗？并不是。

有一类医学新媒体账号就完全不讲医学知识，而是在上面跳舞、唱歌、讲段子。我就曾经关注了几位医生的账号，他们在媒体上发弹琴、跳舞、说唱等的内容，展示才艺也积累了大量的粉丝。

这类账号的设计其实就是利用大家对医生的刻板印象，比如觉得医生应该是严谨的、不苟言笑的、生活也相对单调的。但是年轻的医生其实个个身怀绝技，生活丰富多彩。当脱掉白大褂的时候，可能也是一个喜欢蹦迪的 95 后、90 后。

如果你想成为一个走反差路线的医生，那么你要确定自己这个账号未来的走向是什么。因为，当一开始没有一个专业性的医生出现在大家面前的时候，未来这个账号不太可能再回到讲科普的发展方向中。那么，你用唱唱跳跳积累下来的粉丝，未来该何去何从呢？这个核心问题需要在最开始的时候就想清楚。

我们在观察的过程中发现多数唱唱跳跳的医疗类账号都是年轻医生或年轻护士来开设的。可以说这样的一个账号为他们的生活增添了很多色彩，但是同时也需要考虑清楚，这对你未来的职业生涯是否有助益。

⊙ 运营自媒体，需要几个人？

当一些医生朋友想要做自媒体的时候经常会问我："我需要找别人来帮我运营吗？还是说只需要我一个人就可以了？"我的回答经常是这样的："有的人可以一个人装修出一套房子，有的人可能能组装出一套家具，而有的人连灯泡都懒得换。这就是说，你在新媒体运营这件事情上到底要下多大功夫，完成什么样的工作，以及希望达到什么样的目标，更重要的是，目前你打算投入多少时间和精力来做？这些问题都决定着你是需要一个人完成还是一个团队来完成。"下面我会从低、中、高三个段位为大家讲讲医生在做新媒体账号运营的时候大概需要怎样的配置。

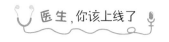

第一　孤军奋战

整个账号的内容策划、录制、后期制作、内容发布都是由你一个人完成，拍摄也是你自己拿个手机来完成的，剪辑也是在手机上进行，正如"自媒体"这三个字，自己一个人的媒体。这是很多医生朋友在开始做新媒体时候的情景。这个经历非常宝贵也非常有用，它会让你熟悉新媒体运营过程中所有的环节。我经常给人戏谑地分享，我作为一个主持人基本干过电视台所有的工种，目前除了灯光和化妆没干过，导演、制片人、主持人、记者、配音、后期、摄像基本全都干过，这样的好处就是任何一个环节都蒙不了你。你知道所有工种的工作过程中需要注意的一些事情，就像医生朋友当年转科时候的感受一样，虽然我并不对每一个科室都非常专精，但是我去过、看过各科室的工作，这为后面的职业生涯打下了坚实的基础。所以，如果你正打算打造个人 IP，从事自己新媒体账号的运营，不妨花上 1～3 个月时间感受一下这些平台的内容特点和氛围，所谓"春江水暖鸭先知"，试着拍一拍、剪一剪、发一发，既能知道哪个平台适合自己，同时也能感受一下这些平台的基本要求。

第二　单人套餐

所谓单人套餐就像我们去吃快餐，一个汉堡、一个可乐，或者再来个薯条，在新媒体团队，如果你能聚齐两个人，其实已经可以胜任很多的工作了，如果你们有三个人那么你们已经是新媒体团队里较庞大的团队了。

如果除了这个账号的主理人，也就是出镜的这位医生，也就是你之外，再选一个人加入你的团队，我最建议选的是一个能兼顾摄像和后期的小伙伴。当这个小伙伴加入你的团队之后，你会发现首先你拍摄视频的质量会极大地提升，因为他是一个懂镜头语言的人。同时，他的后期又可以做得更加精美更加有特点，让你整个的视频质量提高很多，而不再是手机前置摄像头对着自己一顿讲那么简单粗糙了。这个人不需要对媒体有多么深刻的理解，也不需要对医学知识有多么深的了解，让他跟你出诊大概三个月就可以对你讲的内容烂熟于心，在后期制作的时候也不会犯特别大的知识性、原则性的错误。所以，我相信多数医生朋友周围应该都能找到几个懂传媒的朋友，可以推荐一些毕业不久的年轻人作为这个职位和你一起度过早期的积累期。

如果说你还能有一个人员的预算，那么，我希望第二个加入你团队的人是一个运营和策划。也许你作为专业的医生没有时间对整体账号的未来走向做一个布局，你只会知道我要讲我的知识，我也塑造起了我的个人IP，但是整个一年账号的规划是怎样的，我每发出一条内容后台的数据是怎样的？我的粉丝是男性多还是女性多，年龄都是多大的，他是因为我的视频还是因为我的直播成为我的粉丝的？我的账号当中更新的内容

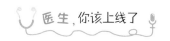

为什么这一条点赞超过几千个而另一条只有几十个，原因是什么？我更新了50条视频内容之后哪些是我点赞和评论数据很高的内容，那接下来我如何根据这些内容来构建以后的选题计划？这些如果都由医生本人来做，那么可能不太现实，所以就需要有一个懂运营、懂策划的小伙伴加入团队。所谓"锵锵三人行"，这样的一个小团队在新媒体领域里就已经很能打了。我认识的很多医生朋友的账号就是由仅仅这三个人组成的小团体做出了百万粉丝的大账号。

第三 团队作战

如果我告诉你一个新媒体公司服务一个账号可能有两三百人的员工，你可能会不太相信。为什么在若干年前所有人都觉得这是不太正式的媒体平台而现如今发展到需要几百人的团队来服务一个账号？正是因为一个媒体账号在表面上被大家看到的只是一个个单独的视频，但是背后却是巨大的运营工作、商务沟通工作、视频脚本的策划工作和事无巨细的拍摄工作。

医生账号的服务工作不需要这么多人，但是当你决定在新媒体上投入相当大的时间和精力，同时也希望有好的结果的时候，确实需要更多的人员加入团队。当然，这个前提是你的账号已经可以足够为你解决基本的开支问题。

如果团队继续扩大，有以下的几个职位，可以供医生朋友选择。

医学编辑

这个人可以是你的学生，可以是你的科室中的其他医生，对你讲的领域是有一定了解的，也基本能判断你讲的内容正确与否。

他的工作主要有这样几项内容：

（1）审核你的视频当中是否有医学专业知识的错误，包括后期动画是否合适，表述、字幕是否准确，等等。

（2）回复视频之后网友的提问。当你做到这个程度的时候看评论就不是一种享受，而变成一种负担，很有可能在你的视频底下有成百上千条评论需要你的回复，而很多人提问的是跟医学相关的内容，对这些专业内容回复的详尽程度会关系到粉丝的黏性及大家对你的信任程度。

（3）建立社群运营。当你的账号建立到这个程度的时候，应该已经有了10万～50万的粉丝，甚至更多，那么这个时候就需要建立各种各样的社群管理。这些群的管理工作是非常耗费时间和精力的，而在这些群里大家聊的内容不光是发表情、发红包，也会有人提出一些专业性的问题，所以对专业问题进行解答，也是这个工种必须要会做的。

（4）内容分发。我之前提到过一稿多投，也就是说当你说出了一个科普作品，很有可能需要投放到各个平台，但每个平台对于作品的内容的把控和喜好也不太一样，所以就需要这个内容编辑在不改变医理的情况下，进行简要地修改和分发。

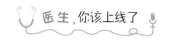

随着你平台的更迭和进化，这个职位的工作量可能会越来越大。早些时候一个人就够用了，慢慢地到两三个人再到四五个人才能满足这个方向的需求，那么这时候就说明你的账号已经到了一个高爆发期。

商务与媒介

当你的账号已经有了勃勃生机的时候，会有人联系你洽谈一些商务合作，或希望你能进行演讲、参与会议，甚至希望你拍摄一些视频，这些都会源源不断地找来，这个时候你就需要有一个商务对接人，我们在媒体领域里将其称作"媒介"。媒介这个职位的工作就是帮助你来对商务活动进行筛选，找到合适你的商务活动。所以，这个人的工作对账号未来的健康发展其实是非常关键的。他如果一直谈不来商务合作，那么账号的发展就会堪忧，未来一定是没法前进的，但如果他只追求利益的最大化，那么对一个医学账号来说也是不行的，过于鼠目寸光会让账号不但被平台封杀还会引起粉丝的倒戈，最后导致整个账号前期的努力化为泡影。以我的经验，所有做起来的医学账号对媒介的把控都是非常严格的，说白了这个职位经常是要进行拉锯战的，在最大利益和最安全之间选择最佳平衡点。医生朋友是非常珍惜羽毛的，尤其当你的职位更高的情况下，必然需要约束你的单位、背后的合作机构和厂商。这个时候如何找寻平衡点对一个医生来说有点难，但是也是必经之路。

▶ 医生做自媒体需要避的坑

医生做新媒体账号有以下几个常见的误区。

第一　过于看重粉丝量

医生在做新媒体账号时一定不要把粉丝量作为第一考核指标。在一开始的时候，每增加 10 个粉、100 个粉，你都会非常开心，这确实是一个很有成就感的事情，但是医生的新媒体账号和其他类型的新媒体账号最大的不同，就是粉丝量并不是最重要的考核依据。之前我举过一个例子，一个小城市的医生拥有 2 万～ 5 万粉丝就已经非常厉害了。粉丝的精准程度要比粉丝的数量更加重要，那粉丝的精准程度怎么判断呢？就是要看这些粉丝是因为什么而关注的你。如果市场上卖 10 块钱一包的洗衣粉，你在直播间里卖 1 分钱，大家因此而关注了你，那么之后你不再卖这么便宜的东西时，这些关注你的粉丝对你来说没有任何价值，你对他们也没有任何价值。大家如果是喜欢你的科普作品，喜欢你在特定领域的观点，喜欢你这个人，或者通过科普视频来关注的你，那么即使大家目前没有这样的问题，等未来出现这样的问题的时候，第一时间想到的也一定会是你，而谁家又会没有一些类似的患者呢？所以即使你是一个专注做科普内容和医学知识分享的医生，粉丝量没有那么大，也并不

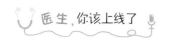
妨碍这些粉丝会成为你未来的挂号者。

第二　到底应该是周更还是日更

我的观点是，如果能每天更新尽量每天更新，尤其是在账号的初创期如果能做到日更对账号的发展是非常有利的。虽然每天更新对你一开始的压力会比较大，但是可以帮助你们团队或你自己在迅速的更迭过程当中找到合适的选题，并且调整自己的语言状态，增加自己练习的机会，让自己的账号更迭地更加快速。在做新媒体的过程当中千万不要抱着"我一定要打磨出一个精品，然后在我的账号上一鸣惊人"这样的想法，这在新媒体账号的初创阶段是完全不适合的。我们需要在早期的时候，用非常多的视频来测试观众到底喜欢哪一个视频，喜欢哪一个选题，喜欢你在哪一条视频里的表现？因为在没有观众反馈的时候，我们所有的策划都是猜想，而根据视频内容的反馈来做的策划，这是有的放矢，所以在早期即便压力很大也要尽量每日更新，哪怕略微牺牲一些视频的质量也要保证量的积累。

第三　自己运营还是找运营团队运营

这两种方式各有利弊，自己运营，充当运营的角色是非常辛苦的。当你有了一个小团队的时候，培养自己核心的运营人员将是非常必要的。但是这个运营的人员是非常难找的，首先，他要对各个媒体平台都有了解；其次，他要对每一个平台医学账号该怎么运营也要有了解；最后，他还要懂一些基本的运营常识和医学常识。当把以上这几项形成交集，你会发现具备这样能力的人非常少。于是，你把目光转向了可以对医生账号来进行代运营的团队，你发现这样的团队也非常少，因为运营一个艺人账号、服装账号、搞笑账号对于一般的运营公司来说还是可以实现的，但是没有几家运营公司有能力且愿意接运营医生账号的活。所以，如果你一定要找一个运营公司来做这样的代运营，那么对于这个运营团队的筛选就非常关键了。你要看这个运营团队是不是专注在对医生 IP 的打造上，他们之前孵化的医生账号有哪些是成功的，这些账号在运营的过程当中有没有被关小黑屋、有没有被平台封禁、有没有对医生造成负面的影响，等等，将这些问题考虑清楚再做选择。

后　记

　　写这本书的过程中，我太太与两个女儿正因疫情呆在新疆老家而不能回京，一边作为亲人担心着她们的生活，一边又感谢难得有这么完整的时间让我写作。

　　以前，都是有病了才想起医院和医生，而在疫情的大背景下，让医生、医学和科普如此深入地嵌入了人们的生活，也让人更清晰地审视着自己的健康。

　　我的小册子终于完工，首先要感谢从业十几年来曾坐在我对面耐心与我对话的医生、科学家、院士，每个人都毫无保留地将自己丰富的知识和阅历倾囊相授，其实我受的教育和震撼是远远大于观众在节目中所感受的。在写这段结语的48小时前，我刚结束《大健康观察家》对韩济生院士的采访，95岁的老人陪我聊了一个半小时，后面明显感受到韩老很疲惫了，但老人家还在努力坚持，实在于心不忍，做了结语，收拾设备鞠躬告别。老人家送我们到门口，说："谢谢你们，耽误你们时间了。"我瞬间鼻子一酸，低头赶紧出去。直到我现在写下这段话，才敢放肆湿红眼眶。我何德何能，让一个见证了一个世纪风雨的灵魂，在人生将要跨入百岁之际，将一生的故事化作剪影讲给我们？感恩上苍，感恩主持人这个职业。

感谢我的母校中国传媒大学以及播音主持艺术学院。我对于主持人业务的训练、对于传媒的体悟以及对社会的思考皆来自于母校，读书时不觉得，这么多年过去了，才发现还是靠着在学校学的那一招半式为基础，试图延伸和生长出一点自己的见解，根还是母校的知识和传统。

感谢为我写序的王宏才老师、宋晓阳老师；感谢一直在鞭策我快些写、为我这书默默付出的赵晓东老师、周艳杰老师以及编辑李艳玲老师。

希望这本小册子能让看到它的医生、科学家觉得在做科普的方面有所帮助，如有需要，也可通过我的个人邮箱进行交流（941034821@qq.com）。

最后借用韩济生院士的那句话，给每一位读到这里的朋友说一句：

"谢谢你们，耽误你们时间了。"

安　宁

2022 年 11 月 1 日

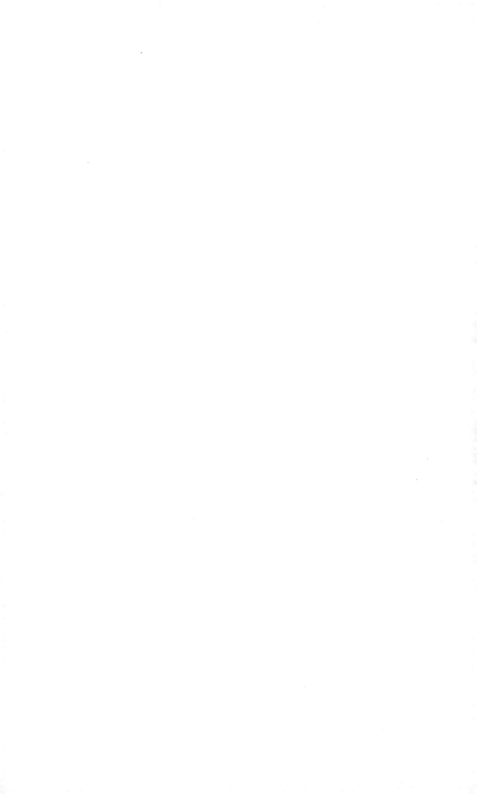